预防出生缺陷

开启健康未来第一步！

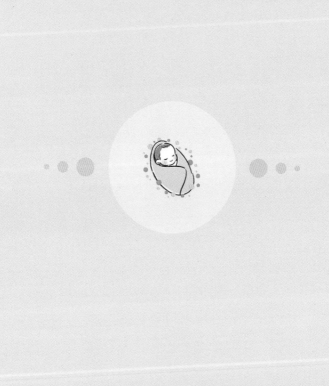

出生缺陷

科普手册

三级防治

主 编

刘文君　刘春艳

编 者（按姓氏笔画排序）

刘　静　刘文君　刘春艳　杨　友

杨　洪　杨丽莎　佘佳桐　张宇骄

庞春蓉　郭　铃　钟芳芳　高　菲

银本兰　黄　喆　曾　艳　覃　祥

潘艳莎

人民卫生出版社

·北 京·

图书在版编目（CIP）数据

出生缺陷三级防治科普手册 / 刘文君，刘春艳主编.
北京 ：人民卫生出版社，2024. 7. -- ISBN 978-7-117
-36489-8

Ⅰ. R726.2-62

中国国家版本馆 CIP 数据核字第 2024U235R4 号

人卫智网	www.ipmph.com	医学教育、学术、考试、健康，
		购书智慧智能综合服务平台
人卫官网	www.pmph.com	人卫官方资讯发布平台

出生缺陷三级防治科普手册
Chusheng Quexian Sanji Fangzhi Kepu Shouce

主　　编：刘文君　刘春艳
出版发行：人民卫生出版社（中继线 010-59780011）
地　　址：北京市朝阳区潘家园南里 19 号
邮　　编：100021
E - mail：pmph @ pmph.com
购书热线：010-59787592　010-59787584　010-65264830
印　　刷：北京顶佳世纪印刷有限公司
经　　销：新华书店
开　　本：889 × 1194　1/32　　印张：7
字　　数：134 千字
版　　次：2024 年 7 月第 1 版
印　　次：2024 年 9 月第 1 次印刷
标准书号：ISBN 978-7-117-36489-8
定　　价：69.00 元
打击盗版举报电话：010-59787491　E-mail：WQ @ pmph.com
质量问题联系电话：010-59787234　E-mail：zhiliang @ pmph.com
数字融合服务电话：4001118166　E-mail：zengzhi @ pmph.com

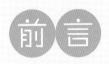

前言

关于万物之始，我们总是心存期待，然而对其中的艰难，有时却无法预料。生育犹如"闯关"，孕妈妈们需要经历从饮食、衣着到行走各方面的改变，十月怀胎的艰辛，以及分娩的痛苦。即使生育过程中的艰难与风险难以避免，父母们依然怀着最真挚的祈愿，在担忧与焦灼中期待着健康新生命的到来。

2021年9月国务院发布的《中国儿童发展纲要（2021—2030年）》和国家卫生健康委印发的《健康儿童行动提升计划（2021—2025年）》均强调："构建完善覆盖婚前、孕前、孕期、新生儿和儿童各阶段的出生缺陷防治体系，预防和控制出生缺陷，落实出生缺陷三级防治措施，加强知识普及和出生缺陷防控咨询，扩大新生儿疾病筛查病种范围，促进早筛早诊早治"。这说明了我国出生缺陷问题的严重性，以及出生缺陷三级预防工作的重要性和紧迫性。

出生缺陷是指孩子在出生前（在母体内）机体就已经存在的结构、功能或代谢异常，可以发生在各个系统。据估计，全球高收入国家出生缺陷发生率为 4.72%,中等收入国家为 5.57%,低收入国家为 6.42%,全球每年约有 790 万先天缺陷儿童出生。我国出生缺陷发生率为 5.6%,每年新出生缺陷孩子约 90 万例,其中,除 20%~30% 的孩子经早期诊断和治疗可以获得较好生活质量外,30%~40% 的孩子在出生后死亡,约 40% 将有终身残疾,给家庭和社会带来了沉重负担。

为了改善这种状况,就应该通过婚前检查、孕前检查等"一站式"生育指导服务把预防工作做在怀孕之前,控制与出生缺陷发生有关的各种危险因素,从源头上减少先天缺陷孩子的出生(一级预防);再通过产前筛查、产前诊断识别怀孕后胎儿的先天缺陷,避免有严重缺陷的孩子出生(二级预防);如果通过上述两级预防,仍有出生缺陷的孩子出生,就要通过出生后出生缺陷筛查,进行早诊断、早治疗、早康复,以减少或避免出生缺陷导致的残疾和死亡(三级预防)。2005 年,我国政府决定将 9 月 12 日定为"中国预防出生缺陷日",国家卫生健康委每年均会确定"预防出生缺陷日"的活动主题和宣传海报,各地医疗保健和基层卫生机构,会根据每年宣传活动主题创新开展政策宣传、知识普及、咨询义诊、疾病筛查、关爱帮扶、讲座培训等活动,引导公众更加重视出生缺陷防治工作。为此,我们组织了多位长期从事出生缺陷三级预防工作的专家,编写了这本《出生缺陷三级防治科普手册》,让广大群众更好地理解出生缺陷三级预防的内容,加强出生缺陷防控知识的普及,把好人生健康第一关,减少出生缺陷及其所带来的残疾,实现优生优育。

　　本书介绍了出生缺陷基本知识以及出生缺陷的一级预防、二级预防、三级预防的主要内容。为方便读者,本书还配以图表,对出生缺陷的种类、定义、特征等做了重点直观的描述。在本书编写过程中,四川省出生缺陷临床医学研究中心、西南医科大学附属医院儿童血液肿瘤与出生缺陷实验室给予了大力支持和帮助,在此一并致谢!

　　本书虽经全体编委的共同努力,反复修改和审校,但书中难免存在不足,恳切希望广大读者在阅读过程中不吝赐教,欢迎发送邮件至邮箱 renweifuer@pmph.com,或扫描下方二维码,关注"人卫儿科学",对我们的工作予以批评指正,以期再版修订时进一步完善,更好地为大家服务。

刘文君　刘春艳

2024 年 3 月

人卫儿科学

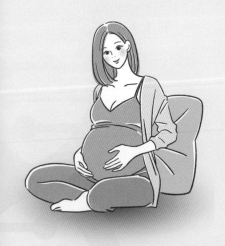

目 录

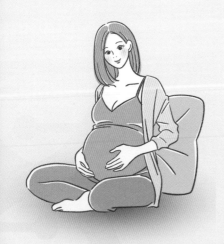

一 出生缺陷是什么？发生在什么时候？

出生缺陷，俗称先天性畸形，是指胎儿在发育过程中发生的身体结构、功能或代谢异常，主要发生在胎儿的孕育期（图 1）。遗传因素和环境因素是引起出生缺陷的两大因素。部分出生缺陷主要由遗传因素决定，而有些出生缺陷主要由环境因素决定，还有些则是遗传因素和环境因素共同作用的结果。人体的任何部位都可能发生出生缺陷，有的出生缺陷出生时肉眼可诊断，如唇腭裂、多指／趾、联体儿等，有的出生缺陷需要实验室专用仪器才能诊断，如地中海贫血、蚕豆病等。

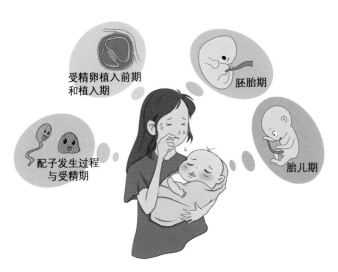

图 1　出生缺陷发生在孕育期

二 出生缺陷有哪些类型?

出生缺陷包括形态上的畸形(足多趾、脊柱裂、无脑儿等,图2)、分子的异常(白化病、苯丙酮尿症等)、细胞的异常(先天性白血病、遗传性球形红细胞增多症等)、染色体异常(21-三体综合征、13-三体综合征、18-三体综合征等)等,也包括精神、行为等方面的异常。

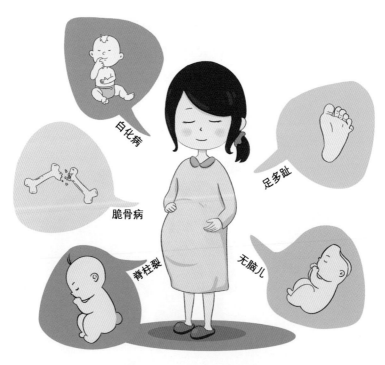

图2 出生缺陷的部分类型

三 出生缺陷发病率高吗？常见的出生缺陷有哪些？

出生缺陷是导致早期流产、死胎、围产儿死亡、婴幼儿死亡和先天残疾的主要原因，不仅严重危害儿童生存质量、影响家庭幸福和谐，还会造成巨大的潜在社会经济负担。

全球每年约有 790 万先天缺陷儿童出生，据世界卫生组织（WHO）估计，全球高收入国家出生缺陷发生率为 4.72%，中等收入国家为 5.57%，低收入国家为 6.42%，根据 2012 年《中国出生缺陷防治报告》统计，我国出生缺陷发生率为 5.6%。目前世界范围内发现的出生缺陷约有 7 000 种，其中我国近年最常见的出生缺陷是先天性心脏病、多指/趾、唇裂、马蹄内翻足及脑积水（图 3），这五种疾病约占总出生缺陷的 25%。

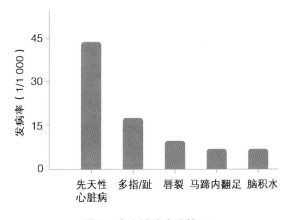

图 3　出生缺陷发病情况

四 出生缺陷怎么预防?

世界卫生组织提出出生缺陷三级预防策略是预防出生缺陷的有效手段(图4)。

1. 一级预防:婚检、孕前检查

一级预防是指把工作做在怀孕之前,控制与出生缺陷发生有关的各种危险因素,主要包括健康教育、婚前及孕前医学检查、孕前保健、遗传咨询等措施,可以从源头上减少先天缺陷儿的出生,是目前预防出生缺陷最为积极主动、安全有效、经济实惠的方法。

2. 二级预防:产前筛查、产前诊断

虽然采取了婚前、孕前、孕早期预防出生缺陷的一级预防措施,但仍不能完全避免缺陷儿的出生。因此,二级预防非常必要,也就是在孕期通过各种不同的手段进行孕期筛查和产前诊断识别胎儿的先天缺陷,从而采取相应措施避免严重缺陷儿出生,是降低出生缺陷发病率、提高人口素质的重要技术手段,主要包括孕产期保健管理、产前检查及高风险人群羊水/脐带血胎儿染色体检测、物理诊断等。

3. 三级预防:生后出生缺陷筛查

三级预防是针对已经出生的缺陷儿,进行早诊断、早治

疗,促进其康复的措施。通过对出生缺陷患儿采取疾病早期筛查、诊断和治疗,提高患儿生活质量,包括遗传代谢性疾病筛查、听力障碍筛查,以及对已经出现的先天缺陷进行矫治等。

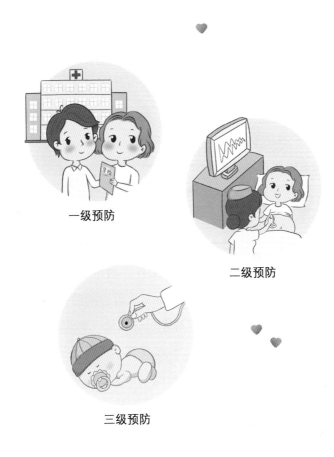

一级预防

二级预防

三级预防

图 4　出生缺陷的三级预防

五 什么是遗传？什么是变异？

遗传是生物界的一种普遍现象，就是父母的特征通过繁殖传递给后代，使后代获得与其父母相类似的特征。人们常常讨论孩子的相貌、体型、性格乃至气质像母亲还是父亲，这其实就是遗传。千百年前，我们的祖先就已经有过对遗传的描述，例如"种瓜得瓜，种豆得豆""龙生龙，凤生凤，老鼠生娃会打洞"。同样，人眼睛和头发颜色也是遗传的典型表现，金发碧眼的父亲或母亲，其子女也可能继承到"蓝色眼睛和金色头发"的外貌。

遗传会导致子女在外貌和性格等方面与其父母相似，但是从来没有子女和父母长得完全一样，即使是双胞胎，也存在细微的差别，这种个体之间的差异，父母与子女间的差异，兄弟姊妹之间的差异，就叫作变异。变异是生物繁衍过程中的自然现象，是生物进化的本质。变异分为可遗传的变异和不可遗传的变异。因为遗传性状是由基因控制的，而生物体表型则是基因型和环境二者相互作用的结果。如果生物体性状改变是由基因改变导致，那此种改变是可遗传的；如果生物体表型是由环境改变导致，那此种改变就不可遗传。例如，晒黑是人的皮肤和阳光之间相互作用产生的，因此晒黑不会遗传给子女。但是由于基因的差异，在同等条件下有的人更容易被晒黑。

六 什么是基因?

前面我们提到了遗传是由基因控制的,那基因又是什么呢? 随着精准医学逐步走向成熟,基因再次进入了大众的视野。基因,又叫作遗传基因或者遗传因子,是染色体上一种带有遗传信息的 DNA 片段,是生命基本构造和性能的基石。基因储存着种族、血型、孕育、生长、发育、死亡等与生命密切相关过程的全部信息。在基因的指导下,不同生命演绎着繁衍、细胞分裂和蛋白质合成等重要生理过程(图5)。

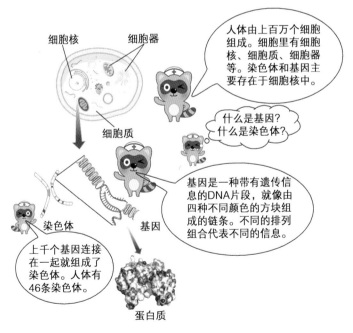

图 5   人体细胞-染色体-基因-蛋白质

七 什么是基因突变？

基因的本质是 DNA 分子。组成 DNA 分子的基本单位是脱氧核糖核苷酸。脱氧核糖核苷酸是由含氮碱基、脱氧核糖和磷酸三部分组成，由于碱基分为腺嘌呤（A）、鸟嘌呤（G）、胞嘧啶（C）及胸腺嘧啶（T），因而构成了 4 种不同的脱氧核糖核苷酸。将 4 种不同的脱氧核糖核苷酸以不同的顺序排列起来就构成了 DNA 单链。DNA 分子在复制过程中发生的突然、可遗传的变异现象，叫作基因突变。基因在无数次的复制和传递过程中可能出错，在没有修正的情况下会一直传递下去，就有可能导致出生缺陷。

八 基因突变的分类有哪些？

基因序列可以发生多种形式的改变。突变类型可分为点突变、移码突变、缺失突变和插入突变。常见的基因突变疾病有色盲、镰状细胞贫血、唐氏综合征、白化病、巨脑症等。

九 什么是遗传病?

遗传病是由遗传物质变异或致病基因所导致的疾病,具有由亲代向后代传递的特点。遗传病多为先天性,也可后天发病,人类已发现超过 7 000 种遗传病,常见的遗传病有地中海贫血、血友病、蚕豆病、先天愚型、先天性聋哑、色盲症等。

十 遗传病的分类及代表疾病有哪些?

遗传病按照遗传方式和与遗传物质的关系,分为以下五类:

(1)单基因遗传病,如色盲、血友病、白化病等。

(2)多基因遗传病,如唇裂、脊柱裂、癫痫病、腭裂、精神分裂症、无脑儿、多发畸形等。

(3)染色体遗传病,如先天愚型、猫叫综合征等。

(4)线粒体遗传病,如糖尿病、帕金森病等。

(5)体细胞遗传病,如肿瘤、白血病等(图6)。

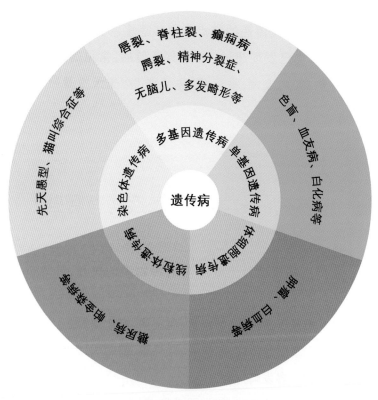

图 6　遗传病的分类

遗传病、先天性疾病和家族性
疾病三者之间有什么区别？

　　遗传病、先天性疾病和家族性疾病三者之间互有交叉又各有不同：遗传病多为先天性疾病，但也可后天发病；先天性疾病是指一出生就有的疾病，可能是因为母亲在孕期感染、营养不良或接触到环境中一些有害因素而致，不一定是遗传病；家族性疾病是指某些表现出家族聚集发病的疾病，常为遗传病，但也可能是由于处于同一生活环境和饮食条件而导致家族中有多个成员患同一种疾病（表1）。

表 1　遗传病、先天性疾病和家族性疾病三者之间的区别

项目	遗传病	先天性疾病	家族性疾病
特点	父母遗传给孩子的疾病	出生时已具有疾病特征	多个成员患有同一种疾病
病因	遗传物质改变引起	遗传物质改变或孕期营养不良/接触不良环境等引起	遗传物质改变或同一不良生活环境/饮食条件等引起
与出生缺陷的关系	全部属于	全部属于	部分属于
常见代表疾病	耳聋、多指/趾、血友病、进行性肌营养不良等	神经管畸形、先天性心脏病、先天性白内障等	夜盲症、坏血症、甲状腺功能减退等

限性遗传、伴性遗传和从性遗传三者之间有什么区别？

1. 限性遗传是指染色体上的基因仅在一种性别中（或男孩或女孩）表达，不会跨性别遗传，限性遗传的表现常和第二性征或性激素有关。例如先天性睾丸发育不全综合征，其致病基因位于 X 染色体上，但只在男孩中出现这种症状；子宫阴道积水的基因在常染色体上，但只在女孩中出现。

2. 伴性遗传又称性连锁遗传，致病基因位于性染色体上，相关表现与性别相关，男孩女孩均可发病，但在性别的发生频率上有差异。例如红绿色盲、抗维生素 D 佝偻病、血友病、蚕豆病等随 X 染色体遗传；外耳道多毛随 Y 染色体遗传。

3. 从性遗传又称性控遗传，致病基因位于常染色体上，在男女性别分布比例上或表现程度上有差别。如遗传性斑秃、痛风等男女均可患病，但男性多于女性；而甲状腺功能亢进症、遗传性肾炎、色素失调症等遗传性疾病女性发病高于男性。

十三 什么是染色体？染色体有什么作用？

染色体是细胞核中载有遗传信息（基因）的物质，由 DNA 和蛋白质组成。人体内有 46 条染色体，共分为 23 对，其中第 1~22 对染色体男女相同，称为常染色体，另外一对与性别有关，称为性染色体。在核型组成上男性为 46,XY；女性为 46,XX。

染色体最主要的作用就是携带遗传信息，染色体有种属特异性，随生物种类、细胞类型及发育阶段不同，其数量、大小和形态存在差异。

十四 什么是染色体畸变，有哪些分类？

染色体畸变是指染色体发生数目和结构上的异常改变。由于染色体畸变往往导致基因群的增减或位置的变化，扰乱了遗传物质和基因间相互作用的平衡，使细胞的遗传功能受到影响而造成机体不同程度的损害，因此它是染色体病形成的基础。染色体畸变分染色体数量畸变和结构畸变两大类。

1. 数量畸变

人类正常生殖细胞含有一个染色体组,共 23 条染色体,称为单倍体,人的体细胞因含有两套染色体组,称为二倍体。以二倍体为标准,其体细胞的染色体数目超出或少于 46 条,即称为染色体数目畸变。包括整倍体和非整倍体畸变,染色体数目增多、减少和出现三倍体等(图 7)。

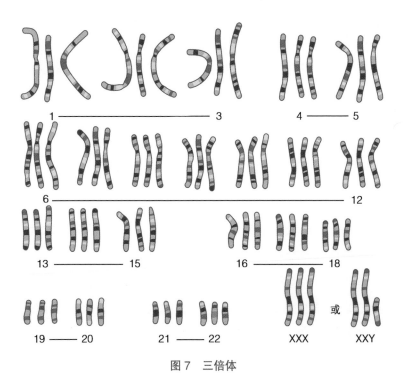

图 7 三倍体

2. 结构畸变

常见的染色体结构畸变包括重复、缺失、插入、倒位、易位、环状染色体、等臂染色体、双着丝粒染色体等。例如猫叫综合征是由于 5 号染色体短臂部分缺失导致的染色体结构畸变（图 8）。

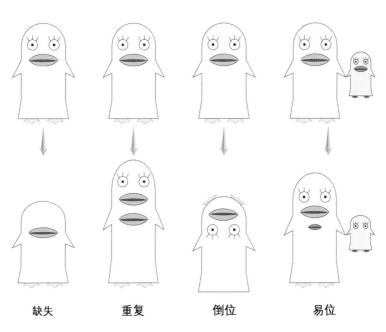

| 缺失 | 重复 | 倒位 | 易位 |

图 8　染色体结构畸变示意图

十五 什么是染色体病？

I. 核型

一个体细胞中的全部染色体称为核型，确切地说，核型是指一个体细胞内的全部染色体按其大小和形态特征排列所构成的图像（图9）。

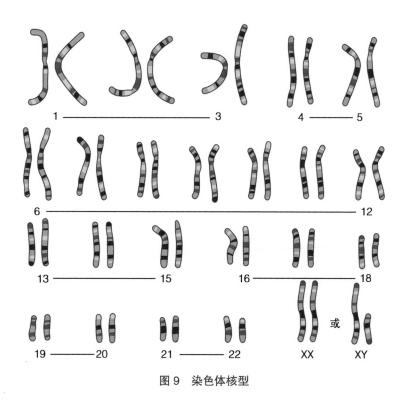

图9　染色体核型

2. 染色体病

正常男性的染色体核型为 46,XY,正常女性的染色体核型为 46,XX,染色体是组成细胞核的基本物质,是基因的载体。染色体病即染色体异常,是指由于各种原因引起的染色体数目或者结构异常的疾病,是人类最为多见的先天性遗传病。目前已发现人类染色体数目异常和结构畸变 3 000 余种,已确认染色体病综合征 100 余种,智力低下和生长发育迟滞是染色体病的共同特征。染色体病通常分为常染色体病和性染色体病两大类。

十六 常染色体病有什么特点?

1. 常染色体显性遗传病的特点

遗传基因位于常染色体,基因性质为显性。显性基因只要有一个致病基因孩子就会发病,因此杂合子也出现症状。其遗传的家系特点为:

(1)连续几代发病,即每一代都有患者。

(2)患者父母中必有一个是患者,如果父母都不是患者,那么新生患儿是基因突变所致。

（3）男女患病的机会相等。

（4）患者和正常人所生孩子中,患病和不患病的机会相等（图10）。

常见的显性遗传病有先天性软骨发育不全、多指、短指、多发外生骨疣、成人性多囊肾和颅缝早闭等。

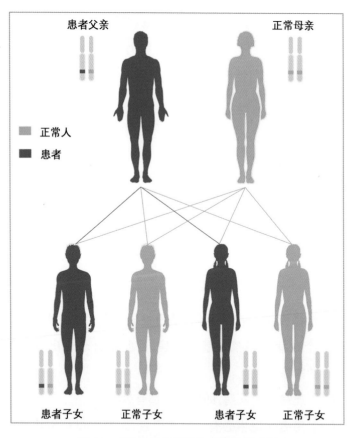

图10　常染色体显性遗传病遗传模式图

2. 常染色体隐性遗传病的特点

遗传基因位于常染色体,基因性质为隐性,即在一对等位基因中只携带1个致病基因的孩子不发病(携带者),只有当某一对等位基因都是致病基因时才发病。常染色体隐性遗传病具有如下特点:

(1)如父母都是致病基因的携带者,父母均无临床表型,其子女发病率为1/4(图11)。

(2)这种遗传病在家族中不会出现连续几代遗传,往往是隔代遗传。

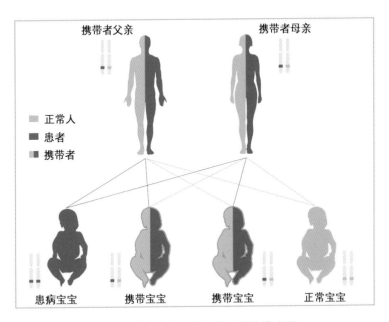

图11 常染色体隐性遗传病遗传模式图

（3）近亲结婚时,子女的发病率升高。

（4）父母一方为携带者,一方正常,其子代临床表型完全正常,但其中 1/2 是携带者。

（5）遗传与性别无关,男女均可发病,机会均等。

常见的常染色体隐性遗传病有镰状细胞贫血、白化病、苯丙酮尿症等。这种遗传病多见于近亲结婚者的子女,因此我国婚姻法明确禁止近亲结婚。

性染色体病有什么特点?

性染色体病分为 X 连锁显性遗传病、X 连锁隐性遗传病和 Y 连锁遗传病。

I. X 连锁显性遗传病的特点

如果决定某种性状或疾病的基因位于 X 染色体上,且为显性基因,这种遗传病的遗传方式称为 X 连锁显性遗传。具有如下特点：

（1）男性只有一条 X 染色体,而女性有两条 X 染色体,其中任何一条 X 染色体上有致病基因,孩子就会发病。因此,X 连锁显性遗传病的发病率女性要比男性约高一倍,但病情男性重于女性。

（2）患者的双亲中必有一名为本病患者。

（3）男性患者的女儿全部为患者，儿子全部正常。

（4）女性患者（杂合子）的子女中各有 1/2 的可能性为本病患者。

（5）与常染色体显性遗传一致，在系谱中常可观察到连续传递的现象（图 12）。常见的 X 连锁显性遗传病有高氨血症 II 型、抗维生素 D 佝偻病等。

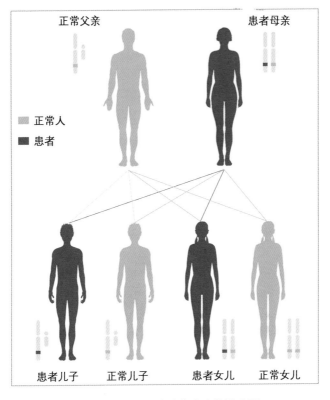

图 12 X 连锁显性遗传病遗传模式图

2. X 连锁隐性遗传病的特点

如果决定某种性状或疾病的基因位于 X 染色体上,且为隐性基因,杂合基因的时候不发病,称为 X 连锁隐性遗传病(图 13)。X 连锁隐性遗传的特点:

(1)男性患者远高于女性患者,即一般男性发病,女性传递。

(2)如果母亲是携带者,儿子 1/2 的可能性发病,女儿 1/2 为携带者。

(3)男性患者的儿子全部正常,女儿全部为携带者,不发病,所以代与代间可见明显的不连续(隔代遗传)。

常见的 X 连锁隐性遗传病有血友病、红绿色盲、进行性肌营养不良等。

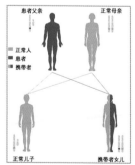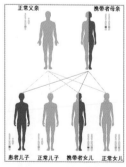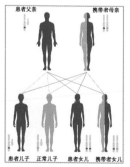

图 13　X 连锁隐性遗传病遗传模式图

3. Y连锁遗传病的特点

　　如果决定某种性状或疾病的基因位于Y染色体上,那么这种性状(基因)的传递方式称为Y连锁遗传,无显隐之分。Y连锁遗传的传递规律比较简单,具有Y连锁基因者均为男性,系谱中所有女性均正常(图14)。这些基因将随Y染色体进行传递,父传子、子传孙,故称为全男性遗传,也称限雄遗传,如外耳道多毛症。

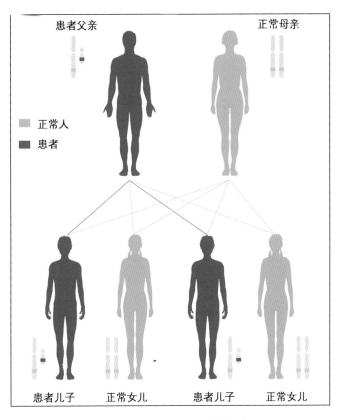

图14　Y伴性遗传病遗传模式图

十八 出生缺陷的影响因素有哪些?

出生缺陷的影响因素多而复杂,其作用时间窗口贯穿受精卵的形成及胎儿发育的整个过程。目前,大部分出生缺陷并非由单一因素所引起,而是多种因素共同作用的结果。据估计,由单纯遗传因素(染色体畸变、基因突变等)导致的出生缺陷占比约为 25%,由单纯环境因素(物理、化学、生物等因素)导致的出生缺陷占比约为 10%,由环境因素与遗传因素相互作用及其他因素导致的出生缺陷占比约为 65%(图 15)。因此,积极了解各种危险因素对出生缺陷的影响,对于预防出生缺陷的发生具有重要意义。

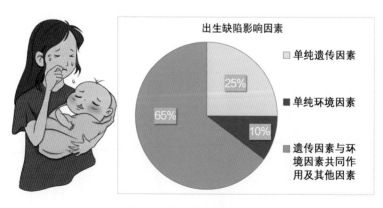

图 15　出生缺陷影响因素

十九 遗传因素可以导致出生缺陷吗?

指由于父母一方或双方遗传物质的结构或功能异常而导致的出生缺陷,遗传物质异常主要包括基因突变和染色体畸变,其中以染色体畸变最为多见。遗传因素所致的出生缺陷主要见于近亲结婚和有家族遗传病史的人群中。

近亲结婚是指直系血亲或二代以内的旁系血亲个体之间的婚配,他们很大可能具有相同的基因。当其中一方是某种致病基因的携带者,另一方很可能也是携带者,两者婚配后隐性遗传病的发病率显著高于非近亲结婚人群,如先天智力低下、先天性心脏病、唐氏综合征、地中海贫血、苯丙酮尿症等。

此外,如果家族中已经出生过某种出生缺陷的孩子,那么这个家族的其他成员再次生育出该种出生缺陷孩子的概率明显增加,如神经管畸形、唇腭裂等。

二十 环境因素导致的出生缺陷来源有哪些?

环境中的很多物质均可直接或间接作用于胚胎或胎儿,引起胚胎发生不可逆的损伤,导致畸形的发生。影响胚胎发育的环境因素主要有以下 3 个方面:一是母体所处的周围外环境,是大部分致畸物的主要来源;二是母体自身的内环境,包括母体的营养状况、代谢类型、是否患病等;三是胚胎所处的微环境,可以直接作用于胚胎,包括子宫、胎膜、胎盘、羊水等。外环境中的致畸物可通过内环境和微环境直接或间接影响胚胎发育。

1. 什么是致畸物?

致畸物,是指父母双方在妊娠前或母亲在妊娠期间接触后,能够引起胚胎发生不可逆的结构或功能畸形的物质,也称为致畸原、致畸因子(如各种辐射、药物、病毒等)。致畸物是否致畸取决于暴露剂量、时间,以及个体的敏感性等。

2. 致畸物造成的损伤与暴露剂量有什么关系?

致畸物造成的损伤与暴露剂量有关,呈剂量-效应关系。通常情况下,剂量越大,其毒性作用越强,造成的损伤越严重,甚至可能导致胚胎死亡;同一致畸物在同一条件下,剂量高低可产生不同类型的畸形,可能是由于高剂量常导致更为严重的畸形,进而掩盖了低剂量导致的畸形;此外,由于胚胎对致畸物较成人更为敏感,因此,当致畸物暴露剂量对母体尚无明显毒性作用时,可能已经对胚胎产生了不利影响。

3. 孕妇及胚胎对致畸物的敏感性是否具有差异?

孕妇及胚胎对致畸物的敏感性个体差异较大,通常是由遗传特性决定。此外,胚胎在不同的发育阶段对致畸物的敏感性不同,在受孕后的 3~8 周内胚胎细胞增殖分化活跃,对致畸物高度敏感,易发生畸形,故此阶段称为致畸敏感期。在此期,许多重要的器官、系统开始分化发育,如中枢神经系统、心脏、五官、四肢等。因此,在此阶段需要特别注重防护。

4. 致畸物包括哪些?

致畸物主要包括:①物理性致畸物:主要包括电离辐射、非电离辐射、高温、噪声等;②化学性致畸物:主要包括重金属、大气污染、有机溶剂、药物、农药等;③生物性致畸物:主要包括细菌、病毒(风疹病毒、乙肝病毒等)、寄生虫等;④其他致畸物:如孕妇大量吸烟、酗酒、吸食毒品等。

哪些物理因素可以导致出生缺陷的发生呢?

1. 什么是电离辐射?

电离辐射是指携带足够能量使物质的原子或分子中的电子成为自由态,从而引起这些原子或分子发生电离现象的辐射,包括宇宙射线、X 射线和来自放射性物质的辐射。X 射线是一种常见的放射线,医学上常根据其对不同质地的物质穿透程度不同来诊断疾病,例如通过胸部 X 射线检查来辅助诊断肺部结核、肿瘤等肺部疾病;此外,医学上还根据放射线的杀伤性,通过放射线治疗来杀死癌细胞或抑制癌细胞的生长。但是,由于电离辐射的能量较大,可以使物质发生电离,在分子、细胞、组织、器官及系统水平上产生各种生物效应,对生物体造成伤害(图 16)。

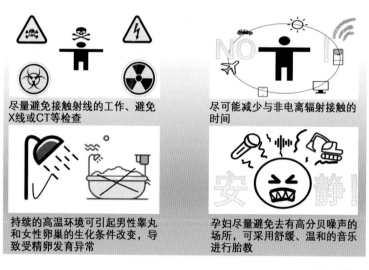

尽量避免接触射线的工作、避免 X 线或 CT 等检查

尽可能减少与非电离辐射接触的时间

持续的高温环境可引起男性睾丸和女性卵巢的生化条件改变,导致受精卵发育异常

孕妇尽量避免去有高分贝噪声的场所,可采用舒缓、温和的音乐进行胎教

图 16 物理因素与出生缺陷

2. 电离辐射会引起出生缺陷吗?

根据放射生物学的基本法则,细胞对电离辐射的敏感性与细胞的增殖活力成正比,与分化程度成反比。机体增殖活

跃细胞主要包括生殖细胞、造血细胞、甲状腺细胞等。电离辐射对生殖细胞的损伤程度与接受辐射的剂量、部位、时间等因素有关。人类精子在形成过程中,如在精原干细胞增殖分化期和减数分裂期受到电离辐射等影响,则有可能影响精子形态、结构和功能。受到电离辐射后存在染色体异常的精子,也具有一定的受精能力,但受精后会造成胎儿畸形、流产和胚胎停止发育等不良结局。女性卵巢也极易受到放射线的伤害,长期接触放射线,即使放射当量很低,也可影响卵细胞的正常发育,受损的卵细胞形成不正常的受精卵,导致缺陷儿的出生。放射线对胎儿造成的影响包括基因突变及染色体畸变、宫内生长迟缓或出生后生长迟缓、宫内死亡及流产、新生儿死亡或先天畸形、智力障碍、骨骼畸形、视觉丧失、腭裂、四肢缺损等。一般来说,胸部 X 射线检测的射线强度很小,对生殖细胞的伤害极微。为了胎儿的健康生长发育,建议夫妻双方在孕前不应从事与放射线接触的相关工作。

3. 妊娠期间能否进行 X 线或 CT 检查?

由于 X 线和 CT 检查均可产生电离辐射,尤其是 CT 检查,它的辐射剂量更大,容易导致胎儿畸形,严重者可导致流产、胎儿死亡。因此,妊娠期间尽量避免做 X 线和 CT 检查。如果在出现危及生命的情况下,必须要做 X 线或 CT 检查时,孕妇一定要做好相关保护措施,例如在腹部使用铅衣进行遮挡,并且尽可能地缩短检查时间。

4. 妊娠期间能否进行 B 超检查?

超声波是指 20 000Hz 以上的声波,人耳不能听见。B型超声波(简称 B 超)检查是超声检查的主要类型之一,超声波通过探头发出进入人体,由于人体的各个器官的组织密度不同,超声波也会发生反射、折射、吸收及衰减。将反射信号转变为强弱不同的光点,再通过荧光屏显现出器官或胎儿的形状。

通常情况下,孕妇怀孕后一般需要进行多次 B 超检查。在怀孕早期 6~8 周进行 B 超检查,确定是否为宫内孕、胎儿数目、胎儿是否存活等情况,也可以观察子宫及附件有无畸形、肿块。此外,B 超检查对于一些有宫外孕高危因素的孕妇来说是非常有必要的,可以及时、及早地诊断宫外孕,有助于早期治疗。在妊娠第 11~13^{+6} 周测量胎儿颈部透明层厚度(即 NT 检查),属于早期唐氏综合征筛查的一项内容,可以用来初步判断胎儿有无畸形的可能。在妊娠第 20~24 周行 B 超检查,主要是评估胎儿的各个系统有没有畸形的发生。在妊娠第 30~32 周行 B 超检查,进一步筛查胎儿有无畸形,了解胎儿生长发育及胎盘、羊水、胎位等情况。在妊娠第 37~40 周行 B 超检查,主要是了解胎儿大小、脐血流、胎盘成熟度、羊水是否正常、是否可以顺产。在妊娠期间,如果出现阴道流血、腹痛等特殊情况时,则需要额外进行 B 超检查。

B 超检查属于无放射性损伤的检查,是一种无创性检查技术,不会对孕妇及胎儿造成损伤,也不会引起出生缺陷,目前来说 B 超检查是一种最为安全的检查手段。

5. 非电离辐射会引起出生缺陷吗?

非电离辐射是指能量比较低,不能使物质原子或分子发生电离的辐射。非电离辐射包括低能量的电磁辐射。主要有静电磁场、极低频电磁场、射频辐射、紫外线、红外线、可见光线等。与我们日常生活关系最为密切,最容易接触到的电磁辐射包括各种家用电器(如电磁炉、微波炉、电视、电脑、冰箱、手机等)、电热毯、加热水床、电源线、视频显示终端、理疗等。

目前,国内外学者对于电脑和家用电器等产生的电磁辐射与出生缺陷关系的研究并没有统一的结论,但明确其与接触时间、暴露剂量相关。研究显示,非电离辐射会引起人体神经、生殖、心血管、免疫功能及眼睛等方面的功能改变,引起男性的性功能减退、女性月经周期紊乱,危害生殖细胞发育。进一步查阅非电离辐射与出生缺陷相关研究显示,孕期视频显示终端作业可引起孕妇自然流产率、胎儿先天畸形率增高。孕期接触低频电磁辐射会使出生缺陷风险增加 5.68 倍。孕期居住地靠近变压器、通信转播塔站,使用手机、电脑、电磁炉、微波炉及观看电视频率高的人群,胎儿畸形发生率更高。孕期使用电热毯和电热水床可以明显增加极低频电磁场暴露剂量,也会增加母体的热负荷,可能导致胎儿出生缺陷。

世界卫生组织认为,计算机、电视机、电话、微波炉等产生的电磁辐射会对胎儿产生有害影响,但具体影响有多大,并无流行病学证据,建议怀孕之后的前 3 个月,孕妇尽量不要频繁接触电脑等电子产品。孕妇适当看电视是可以的,能够放松身心,但最好不要过度。因看电视时间过长,不利于血液循环,容易导致下肢静脉曲张。有闲暇的时间可以适当到户外去走动,有利于胎儿的生长发育。

6. 妊娠期穿防辐射服有用吗?

电磁辐射的广泛暴露及其对子代的影响给孕妇带来了不安和恐慌。因此,以屏蔽日常生活所接触的电磁辐射为主要功能的防辐射服应运而生,且备受青睐。孕期防辐射服主要是利用电磁波在屏蔽导体的表面反射、内部吸收及传输过程损耗而使电磁波能量传递受阻,以达防护作用。现有的一些研究结果显示,孕期穿着防辐射服与不良的妊娠结局无明显的关系。虽然防辐射服对电磁辐射有一定的屏蔽作用,但现实生活中电磁辐射来源四面八方,防辐射服可能起不到预期的保护作用。

7. 噪声会导致出生缺陷吗?

噪声是指妨碍人们工作、学习、休息,以及对人们所要听的声音产生干扰的声音。超过 85~90dB 的高强度噪声往往会危害人们的健康。常见的高强度噪声有高音喇叭声、机器轰鸣声、装修施工噪声、汽车鸣笛声、娱乐场所噪声等。高分贝噪声可对人体的多个系统造成不同程度的损害,如听觉系统、内分泌系统、神经系统、生殖系统、心血管系统等。研究表明,噪声能刺激母体下丘脑 - 垂体前叶 - 卵巢轴系统,使母体内激素发生逆向改变,从而影响受精卵的正常发育。高分贝噪声对孕妇的危害极大,可通过干扰孕期的睡眠、加重孕妇妊娠反应,引起胎儿早产、低出生体重及先天缺陷(如听力损害、脑部发育不良等)的发生,也可引起流产和胎儿畸形(如脊椎畸形、腹部畸形和脑畸形等)。此外,孕期经常播放激昂的音乐,可加快胎动频次,也可干扰体内的激素水平,增加胚胎死亡的概率。因此,孕妇应当及时调离噪声过大的工作岗位,居住在安静、舒适的生活环境,尽量避免去往有高分贝噪声的场所,采用音乐进行胎教时应播放舒缓、轻松、愉悦的音乐,频率、节奏应尽可能与宫内胎音合拍,有助于胎儿的生长发育。

8. 高温会引起出生缺陷吗?

高温也可导致出生缺陷的发生率增加。持续的高温环境可引起男性睾丸和女性卵巢的生化条件改变,导致生殖细胞受损,受精卵发育异常。在怀孕期,不论是何种原因引起的体温升高,如感染发热、夏日中暑、高温作业等,都可能使早期胚胎受到伤害,尤其是胎儿中枢神经系统受累最明显。妊娠早期孕妇感冒后,有发热症状的孕妇比没有发热症状的孕妇腹中胎儿畸形发生率要高得多。孕早期高热可干扰上皮细胞的正常增殖,引起细胞死亡和血管生成异常,导致先天性心脏病的发生；可影响胎儿器官的发育，使新生儿发生唇裂、唇腭裂的风险明显增加；也可导致胎儿脑神经细胞的死亡，减少脑细胞的数量，影响脑组织的发育，进而表现为智力低下、学习和反应能力较差；严重者还可以导致流产、胚胎死亡等。

此外，洗桑拿浴也有可能导致流产、胎儿畸形、低体重等。因为洗桑拿浴时，环境温度过高会使全身毛细血管扩张，引起脑部供血不足，同时也会造成子宫胎盘的血流量减少，出现胎儿缺氧、胎心加快等现象。若水温过热或洗的时间过久，浴室内空气逐渐减少，氧气不足，孕妇也会出现不适，如胸闷、头晕、疲倦等。所以在孕早期，孕妇应尽量避免洗桑拿浴、过热的热水澡，最好不要洗盆浴。

哪些化学因素可以导致出生缺陷的发生呢？

随着工业尤其是化学工业的飞速发展，进入人类环境中的化学物质不断增多，如重金属元素、微量元素、药物、大气污染后的各种气态污染物、装修产生的有毒气体、农药、烟酒等都可对胎儿的生长发育产生重大影响，可导致胎儿畸形，甚至死亡，对孕妇的身心健康造成极大的伤害。

1. 重金属会导致出生缺陷吗?

重金属是一类毒性很大的无机污染物,大量研究显示,铅、汞、镉、砷摄入过多均会导致出生缺陷。表2总结了铅、汞、镉、砷的来源、毒性作用、与出生缺陷的关系,以及哪些食物可以促进其排泄。

表2 铅、汞、镉、砷与出生缺陷的关系

项目	铅	汞	镉	砷
来源	铅矿、蓄电池、燃料的燃烧废气、油漆、涂料、化妆品等	煤炭等燃料燃烧、含汞废水污染的水体和鱼贝类、牙科材料、化妆品、体温计等	金属矿的冶炼、电镀工业和塑料工业生产等	农药、除草剂、杀虫剂和多种合金
毒性作用	生殖毒性、胚胎毒性和致畸作用	神经毒性和致畸作用	生殖毒性、发育毒性	生殖毒性、胚胎毒性和致畸作用
与出生缺陷的关系	可导致不育、不孕,也可导致胎儿畸形、流产、早产及死产等不良结局	可导致先天性水俣病(脑型麻痹、舞蹈症、运动失调等症状),也可导致流产、早产、多指/趾畸形等不良结局	可导致不育、不孕,也可导致胚胎死亡、胎儿畸形(骨骼发育异常等)等不良结局	可导致不育,也可导致低出生体重、运动功能损害、神经管缺陷、心血管畸形、唇腭裂等出生缺陷
哪些食物可以促进排泄	含维生素C的蔬菜水果、含优质蛋白质(鸡蛋、牛奶等)和含铁丰富的食物(动物肝脏等)	含丰富蛋白质的食物(牛奶等)、含维生素的蔬菜水果(胡萝卜、木耳、苹果、葡萄等)	含锌、铁、钙丰富的食物(动物肝脏、瘦羊肉、牛肉、奶粉、虾皮等)	绿豆汤、大蒜、动物肝脏、含维生素C的食物(如柠檬、洋葱等)

2. 有机污染物会引起出生缺陷吗？

（1）装修会引起出生缺陷吗？

装修材料(木地板、木家具、涂料、黏合剂等)、装饰物品(墙纸、地毯、窗帘等)、家具纺织品等是室内甲醛的主要来源。甲醛是一种无色、有强烈刺激性、易挥发的气体，被世界卫生组织认定为致畸、致癌物质。甲醛可损伤男性和女性的生殖系统，导致不育和不孕。孕妇吸入过高浓度的甲醛，可诱发支气管哮喘。此外，孕妇长时间暴露于甲醛环境中，甲醛可通过胎盘进入胎儿体内，影响胎儿生长发育，导致胎儿畸形(先天性心脏病、白血病等)、发育迟缓或停止、流产等不良妊娠结局。因此，孕妇尽量不要立即入住新装修好的房子，等通风半年以上再入住较好。

（2）孕妇化妆会引起出生缺陷吗？

大多数化妆品中含有砷、铅、汞、维甲酸、水杨酸、激素等成分，孕期使用后可通过孕母的皮肤、黏膜和头发进行吸收，再通过胎盘进入胎儿血液循环中，直接影响胎儿的生长发育并导致畸形。因此，孕妇应尽量不化妆。如果必须要化妆时，请选择孕妇专用化妆品，避免使用含以上等有害成分的产品。

（3）孕妇染发、烫发会引起出生缺陷吗？

大多数染发剂中含有铅、苯二胺和其他有害物质，这些物质通过发根和头皮进入人体循环，经常染发可导致有害物质在人体积蓄，当含量超标后，可影响胎儿的正常发育，导致畸形。因此,孕妇在怀孕期间,特别是怀孕前 3 个月,建议远离染发、烫发等化学物品。

（4）孕妇涂指甲会引起出生缺陷吗?

指甲油中含有很多的有害化学物质,包括邻苯二甲酸酯、甲醛、丙酮和其他物质,这些物质都是致畸物,可通过呼吸道、皮肤等途径进入人体,导致胎儿出生缺陷、早产等不良妊娠结局。因此,孕妇不宜涂指甲油。

（5）吸烟、酗酒会引起出生缺陷吗?

烟草和酒精中的有害物质被母体吸收后,可通过破坏子宫和胎盘的结构和功能,或者通过胎盘屏障直接作用于胎儿,影响胚胎的生长发育。妊娠期母亲吸烟和饮酒容易导致胎儿眼、耳、心血管系统和呼吸系统的先天缺陷,还可以导致流产、胎盘早剥等不良妊娠结局。此外,持续吸烟的父亲,子代发生先天性心脏病、肢体异常、消化道异常和神经管缺陷的风险增加。父亲在孕前饮酒也可通过影响精子细胞和配子遗传修饰,导致子代发生出生缺陷的风险增加。因此,为安全起见,建议双方在孕前至少保证 3~6 个月以上的戒烟戒酒。

（6）其他有机污染物与出生缺陷?

研究显示,其他有机污染物如多环芳香烃化合物、硝酸盐、亚硝酸盐及 N-亚硝基化合物、全氟和多氟烷基化合物、苯及苯的同系物等均可导致出生缺陷,表 3 列举了这些有机污染物的来源、毒性作用及其与出生缺陷的关系。

表 3　其他有机污染物与出生缺陷的关系

项目	多环芳香烃化合物	硝酸盐、亚硝酸盐及 N-亚硝基化合物	全氟和多氟烷基化合物	苯及苯的同系物
来源	矿物燃料(煤、石油、天然气等)、木材、纸以及其他含碳氢化合物的不完全燃烧,肉制品熏制、烘烤等	腐烂的蔬菜、腌制食品(酸菜腊肉等)和发酵食品(啤酒等)、氮肥的大量使用、工业废水、生活污水等	防污、防水织物、不粘厨具、防火泡沫、食品防油涂料和食品包装材料(食品接触用纸等)等	橡胶、油漆、制药、合成染料、合成纤维、塑料、农药、装修、装饰、建材、燃料等
毒性作用	生殖毒性、发育毒性	致畸作用	发育毒性	发育毒性、致畸作用
与出生缺陷的关系	可导致流产、早产、死胎,也可导致先天性心脏病、神经管缺陷、唇腭裂等出生缺陷	可导致先天畸形,如中枢神经系统畸形和骨骼系统畸形等	可导致生长发育迟缓,也可导致流产、胚胎死亡等不良妊娠结局	可导致生长发育迟缓,也可导致无脑儿、脊柱裂、脑膨出、先天性心脏病等出生缺陷

3. 农药会引起出生缺陷吗?

农药可通过使用者接触、水污染、粮食或食品污染等方式危害人类健康。研究发现,多种农药具有诱导突变的作用,导致出生缺陷等不良妊娠结局。表 4 列举了不同种类农药与出生缺陷的关系。

表 4　不同种类农药与出生缺陷的关系

项目	有机磷农药	有机氯农药	除草剂	拟除虫菊酯类农药
常见品种	乐果、敌百虫等	DDT、六六六、氯丹、三氯杀螨砜、三氯杀螨醇、五氯硝基苯、百菌清、道丰宁等	2,4,5-T、草甘膦等	甲氰菊酯(灭扫利)、溴氰菊酯(敌杀死)、盘式蚊香、电热蚊香片、电热蚊香液和气雾剂等
毒性作用	生殖毒性、胚胎毒性、致畸作用	生殖毒性、胚胎毒性	致畸作用	生殖毒性、发育毒性、致畸作用
与出生缺陷的关系	可破坏精子DNA、干扰卵细胞的形成等,也可导致畸形(神经管畸形等)、早产、流产、死胎等不良结局	可导致子代生殖障碍、出生低体重、死胎等不良妊娠结局	可导致先天性唇腭裂、脊柱裂等畸形,智力障碍,也可导致流产、死胎	可导致不孕、不育,也可导致低出生体重、智力发育不良、畸形等不良妊娠结局

如何有效避免农药对胎儿造成的危害?

为了有效避免农药对胎儿产生的不良影响,应做到以下几点:①孕妇切忌接触农药(如室内和庭院不要喷洒杀虫剂、不要从事喷洒农药的劳动、不宜久留在刚用过农药的地方)。②家中农药不要乱放;粉剂农药包扎严密,防止被风吹散而污染环境;液态农药盖好瓶盖,以免挥发。③蔬菜、瓜果上残留的农药一定要洗干净,水果最好削皮吃,蔬菜宜炒熟吃。

4. 空气污染物会引起出生缺陷吗?

随着雾霾天气的增多,越来越多的研究表明,孕妇暴露于空气污染的环境,会对胎儿造成诸多不利影响,例如死胎、死产、出生缺陷等。表5列举了空气污染物与出生缺陷的关系。

表5 空气污染物与出生缺陷的关系

项目	可吸入颗粒物	氮氧化物	二氧化硫	一氧化碳	臭氧
主要来源	汽车尾气、工业粉尘、大风天气导致的扬尘、烟草烟雾、烹饪排放等	化石燃料的燃烧,氮肥厂、有机中间体厂、有色及黑色金属冶炼厂等生产及使用硝酸的过程	化石燃料的燃烧,含硫矿石的冶炼,化工、炼油和硫酸厂等的生产过程	煤、石油等含碳物质不完全燃烧,汽车尾气的排放等	汽车尾气、化工废气、燃煤发电以及其他物质燃烧后,再经过光化反应转化产生臭氧
毒性作用	发育毒性、致畸作用	发育毒性、致畸作用	发育毒性、致畸作用	生殖毒性、发育毒性、致畸作用	致畸作用
与出生缺陷的关系	可导致低出生体重、胎儿生长受限、早产、死胎等,也可导致心血管畸形	可导致低出生体重、早产、死产等,也可导致先天性心脏病、多指/趾畸形等出生缺陷	可导致低出生体重、畸形、流产等不良妊娠结局	可导致胎儿宫内生长受限、早产、低出生体重、室间隔缺损等出生缺陷	可导致室间隔缺损、主动脉瓣缺损、肺动脉瓣缺损等畸形

5. 药物会引起出生缺陷吗?

孕期药物的应用是造成胎儿出生缺陷的一个重要因素。由于胎盘特殊的生理结构,大部分药物可以通过胎盘进入胎儿体内,对胎儿产生影响。20世纪60年代,一种名为沙利度胺的药物横空出世,由于其具有镇静催眠的作用,还能显著抑制孕妇的妊娠呕吐反应而风靡全球,但也因此埋下祸根,发生了世界药物史上最著名的药源性伤害事件,即"沙利度胺"引起的"海豹畸形儿"事件,畸形婴儿主要表现为没有臂与腿,或者是手和脚直接连在身体上,如同海豹的肢体。因此,妊娠期用药需谨慎。那么,哪些种类药物可以引起出生缺陷呢(图17)?

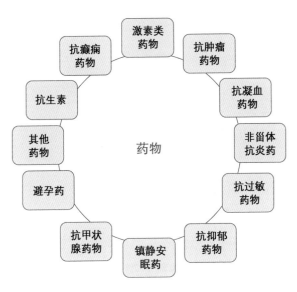

图17 药物与出生缺陷

（1）哪些抗生素会引起出生缺陷？

氨基糖苷类、四环素类、喹诺酮类、磺胺类、硝基咪唑类、大环内酯类、抗真菌类、多黏菌素类抗生素均可引起出生缺陷（图18）。

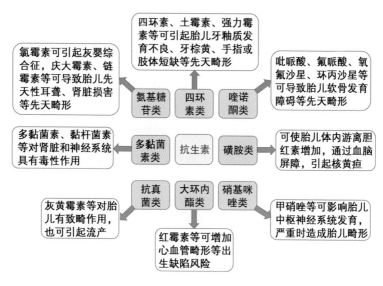

图18　抗生素与出生缺陷

（2）抗癫痫药物会引起出生缺陷吗？

妊娠期癫痫可以影响胎儿的结局,主要体现在癫痫孕妇妊娠期服用抗癫痫药物导致的先天性畸形。研究发现,孕妇使用单药治疗癫痫可导致胎儿严重畸形,而抗癫痫药联合治疗风险比单药治疗更高,致畸率增高与联用药物种类和剂量依赖有关（图19）。

丙戊酸钠、卡马西平、苯巴比妥、苯妥英钠等可导致胎儿神经管缺陷、先天性颅面部和指/趾畸形、唇腭裂、先天性心脏病等出生缺陷 ← 传统抗癫痫药物 ← 抗癫痫药物 → 新一代抗癫痫药物 → 妊娠早期暴露于拉莫三嗪可增加腭裂、唇裂的发生率，托吡酯治疗后可增加婴儿颅面部畸形的发生率

图 19　抗癫痫药物与出生缺陷

（3）激素类药物会引起出生缺陷吗？

妊娠期间孕妇使用激素类药物可影响胎儿的生长发育，导致胎儿出生缺陷（图 20）。

（4）抗肿瘤药物会引起出生缺陷吗？

抗肿瘤药物主要通过阻止细胞合成核酸与蛋白质来抑制

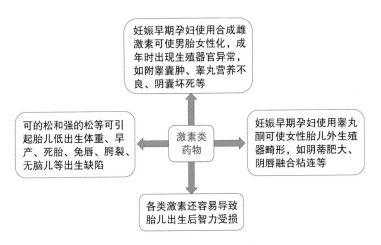

图 20　激素类药物与出生缺陷

肿瘤细胞的生长。抗肿瘤药物对生长旺盛的胚胎组织具有明显的毒性作用,可导致胎儿畸形(图21)。

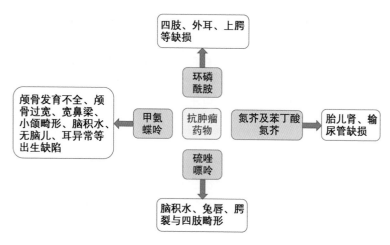

图21 抗肿瘤药物与出生缺陷

(5)抗凝血药物会引起出生缺陷吗?

妊娠期孕妇使用抗凝血药物也可影响胎儿的生长发育。如双香豆素、华法林,可通过胎盘作用于胎儿,导致胎儿致畸,出现小头畸形、肢体畸形、智力低下等,也可出现低出生体重、流产、死胎或颅内出血。

(6)非甾体抗炎药会引起出生缺陷吗?

孕期使用非甾体抗炎药也可导致胎儿出生缺陷(图22)。

(7)抗过敏药物会引起出生缺陷吗?

美克洛嗪、苯海拉明、扑尔敏、茶苯海明,特别是美克洛

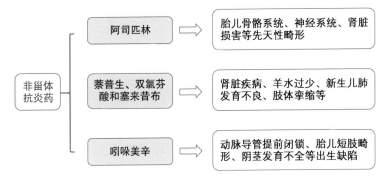

图22 非甾体抗炎药与出生缺陷

嗪,可引起兔唇、骨骼畸形、脊柱裂等畸形。

(8)抗抑郁药物会引起出生缺陷吗?

丙咪嗪可引起短肢;苯丙胺可引起脑畸形与肢体畸形。

(9)镇静安眠药会引起出生缺陷吗?

镇静安眠药可引起多种畸形,氯丙嗪可产生视网膜病变,奎宁、氯喹乙胺嘧啶可致胎儿畸形及其他缺陷(如耳聋、四肢缺损、脑积水等)。

(10)抗甲状腺药物会引起出生缺陷吗?

甲巯咪唑、丙基硫氧嘧啶可通过胎盘进入胎儿体内,影响胎儿的甲状腺功能发育,抑制胎儿的甲状腺激素合成和释放,并影响胎儿与母体之间的营养传输,导致新生儿发生中枢性甲状腺功能减退、甲状腺肿、先天畸形等。

(11)避孕药会引起出生缺陷吗?

一般口服避孕药中所含激素量很少,不会造成畸形,但剂量加大 2~3 倍,则有一定危险,可致胎儿生殖器官畸形,使女胎男性化、阴蒂肥大、阴唇融合,男性胎儿尿道下裂,也可引起先天性心脏病等畸形。

（12）其他药物

可卡因、布洛芬、维生素 A 同质异构物、沙利度胺、安定等,都可能引起胎儿出生缺陷。口服降血糖药如甲磺丁脲（D860）、氯磺丙脲及氨磺丁脲在妊娠早期服用,均可引起胎儿骨骼畸形。从动物实验结果,氯磺丁脲的致畸胎作用较强。大剂量维生素对胎儿也有一定的影响,孕妇过多服用维生素 D 可引起胎儿智力异常、主动脉瓣狭窄、怪面、广泛性骨硬化症等。过量服用维生素 A 亦可引起胎儿骨骼异常。

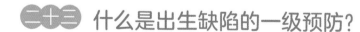 **二十三　什么是出生缺陷的一级预防?**

出生缺陷的一级预防又叫病因预防,是通过采取措施消除出生缺陷发生的病因,遏制有害健康的因素,并对人群进行卫生知识的宣传教育和采取各类增进健康的措施。一级预防的内容可以归纳为两方面:一是保护空气、水体、土壤、植物等自然资源,通过制定一系列的制度、标准预防和消除环境污染,从而改善和建立生产生活的安全环境;二是通过全社会倡导健康的生活方式、健康教育的宣传、自我保健活动的开展等方式使人们普遍提高卫生知识水平,以达到增进机体健康的目的。

一级预防的措施包括对准备结婚的男女双方在结婚前进行婚前保健,备孕的夫妻在怀孕前进行孕前保健。

二十四 什么是出生缺陷的高危人群?

出生缺陷的高危人群是指在怀孕前进行优生检查提示可能存在出生缺陷高危险因素的人群。所以,我们一定要重视"高危环境""高危人群",对有遗传家族史、高危职业等人群给予更多的关注(图 23)。

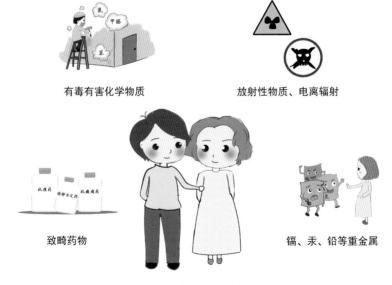

有毒有害化学物质　　　　放射性物质、电离辐射

致畸药物　　　　　　　　镉、汞、铅等重金属

图 23　部分出生缺陷的高危环境

具体哪些是出生缺陷的
高危人群?

1. 夫妻双方任何一方有染色体疾病或者遗传病家族史。

2. 曾经生育过先天畸形孩子的家庭。

3. 曾经发生不明原因流产或死胎的夫妻。

4. 35 周岁以上的高龄妇女。

5. 从事放射性、电离辐射、有毒有害化学物质等职业的人群。

6. 患有某些慢性疾病、服用具有致畸药物的夫妻。

 近亲结婚是否会导致所生孩子
有出生缺陷的概率增加?

近亲结婚夫妇所生孩子有出生缺陷的概率大大增加。所以,我国法律规定直系血亲或三代以内的旁系血亲禁止结为夫妇。

为什么近亲结婚会导致所生孩子有出生缺陷的概率增加？

　　近亲夫妻双方拥有同一个祖先，那么从共同祖先那里获得的相同致病基因就更容易相遇和集合(在遗传学上叫作纯合)。双方的致病基因相遇就会导致后代发生先天缺陷，或者显露出米先天遗传病。

　　近亲结婚使子女得到一对纯合(或者一样)的有害基因的概率，我们称为近亲系数，表6显示的是各种类型的近亲婚姻的近亲系数，近亲系数越大获得有害基因的概率越高。据世界卫生组织估计，人群中每个人约携带 5~6 种隐性遗传病的致病基因。在随机婚配(非近亲婚配)时，由于夫妇二人毫无血亲关系，一样的基因甚少，他们所携带的隐性致病基因不同。假定妻子携带的隐性致病基因为 a、b、c、d、e，丈夫携带的隐性致病基因为 h、s、f、g、m，这就不容易形成隐性致病基因的纯合子(患者)。而近亲结婚时，由于夫妇二人携带一样的隐性致病基因可能性很大，妻子带有 a、b、c、d 等隐性致病基因时，丈夫也很可能带有这些基因，因此容易形成隐性致病基因的纯合子(即患者)，从而使后代遗传病发病率升高。表7显示的即是几种隐性遗传病，近亲结婚时后代患病率是随机婚配后代患病率的倍数。

表6　各种类型的近亲婚姻的近亲系数

近亲婚配	近亲系数
父母—子女	1/4
兄弟—姐妹	1/4
舅甥女（或姑侄）	1/8
亲表（堂）亲	1/16
表（堂）舅甥女（或姑侄）	1/32
从表（堂）亲	1/64
从表（堂）舅甥女（或姑侄）	1/128
再从表（堂）亲	1/256
隔山亲表（堂）亲	1/32
隔山从表（堂）亲	1/128

表7　几种遗传病近亲结婚时后代患病率与随机婚配后代患病率

遗传病	随机婚配后代患病率	近亲婚配后代患病率	近亲婚配后代患病率是随机婚配的倍数
先天性鱼鳞病	1：1 000 000	1：1 600	63.5 倍
黑蒙性痴呆	1：310 000	1：8 600	35.7 倍
无过氧化氢酶血症	1：160 000	1：6 200	26.0 倍
肝豆状核变性	1：87 000	1：4 500	19.4 倍
小头症	1：77 000	1：4 200	18.3 倍
全色盲	1：73 000	1：4 100	17.9 倍
全身白化病	1：40 000	1：3 600	13.5 倍
小口氏病	1：32 000	1：2 600	12.2 倍
着色性干皮病	1：23 000	1：2 200	10.5 倍
苯丙酮尿症	1：14 500	1：1 700	8.5 倍
先天性聋哑	1：11 800	1：1 500	7.8 倍

二十八 男女双方的最佳生育年龄是多少？

通常男女双方都有一个受孕最佳年龄,女性建议 25~30 周岁,男性建议 25~35 周岁。这段时期生育力是最旺盛的,卵子和精子的质量也是最好的。女性随着年龄的增长,卵泡在卵巢中积存的时间过长,致使染色体发生老化,易出现衰退。

二十九 为什么高龄产妇(生育年龄 > 35 岁)会增加出生缺陷的风险？

女性随着年龄的增长,身体机能下降,特别是卵子的质量下降,体内激素水平和宫腔的环境变差,同时日常承受的有害物质也比低龄产妇多,导致胎儿的染色体基因异常的概率增高,从而使出生缺陷的发生概率增高。

什么是婚前保健？

婚前保健服务是指有资质的医疗保健机构对准备结婚的男女双方，在结婚登记前进行的婚前医学检查、婚前卫生指导和婚前卫生咨询。它是我国妇幼保健工作的重要组成部分，是保障母婴安全，减少出生人口缺陷，提高出生人口素质的首要防线，也是阻断传染病蔓延，防止遗传病发生，维系婚姻家庭幸福的重要保障。

为什么要进行婚前保健？

进行婚前保健的目的是通过对准备结婚的男女双方进行婚前医学检查和婚前心理、卫生指导咨询，及时发现可能影响双方结婚和生育的健康问题，并给予纠正或采取预防措施，从而保障婚后双方的健康和后代的健康。

三十二 什么是婚前检查?

婚前检查主要是指在男女双方办理结婚登记之前对其可能患有并且可能对婚姻生活造成不同程度影响的疾病进行全面的医学检查,是婚前保健的重要内容之一。

主要包括对夫妻的疾病史、家族遗传史等进行详细的询问和相关系统检查(图 24),目的是避免近亲结婚,降低一些血液类疾病(比如地中海贫血等)的发生率、传染性疾病(特别是性传播疾病)的传染率,从而减少新生儿出生缺陷、提高人口素质、保障母婴健康。

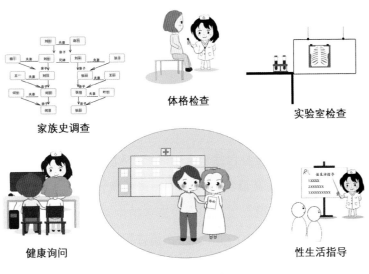

家族史调查　　体格检查　　实验室检查

健康询问　　　　　　　　性生活指导

图 24　婚前检查

婚前保健的健康咨询和家族史
调查包括哪些？

1. 健康询问。要了解男女双方的健康状况,曾患何种疾病及医治情况;有无遗传病、传染病、精神病等;对于有严重精神病、严重遗传病或者某些隐性遗传疾病的患者劝导其不宜结婚,如坚持结婚也应在婚前进行绝育。

2. 家族史调查。包括直系及旁系亲属的健康状况、遗传病、遗传缺陷,以及配偶间有无近亲血缘关系。医生要告知我国法律规定近亲之间不得结婚,并指导男女一方或双方有家族遗传病史者婚后的生育问题。

三十四 婚前检查的体格检查包括哪些？

婚前的体格检查包括全身一般检查和生殖器官检查。全身检查有身体发育情况,有无畸形,重要器官如心、肺、肝、肾的功能状况等情况。生殖器官检查包括生殖器发育是否与年龄相符,有无畸形和疾患。医生在检查中如发现异常,应建议和指导受检者接受相应的治疗和采取适当的措施,劝导医学上认为不应结婚的男女双方不要结婚。

三十五　婚前检查的实验室检查包括哪些？

常规的男女双方需做血常规、尿常规、肝功能、乙型肝炎表面抗原、胸片等检查；必要时可能还需要做染色体检查、性病检查等。如有异常，建议受检者接受相应治疗。

三十六　婚前保健的性生活指导包括哪些？

婚前保健的性生活指导包括性卫生宣传、避孕方法介绍和选择，以及协助安排家庭生育计划等。

三十七　专业的婚前咨询会提供哪些服务？

在婚前咨询中，受过专业培训的医生将与准备结婚的男

女双方面对面谈话,提供以下方面的建议和指导:

1. 向男女双方宣教会引起出生缺陷的原因。

2. 对男女双方在婚前检查中发现的问题,给出专业的医学意见。

3. 对男女双方提出的具体问题进行解答,充分交换意见后帮助他们就存在的问题找到解决的方法和作出适当的决定。

4. 医生通过讲课、发放宣传资料等方式,对男女双方进行生殖健康、生殖保健、性道德、性卫生等婚前卫生知识指导,从而提高准备结婚的男女双方的婚前保健知识,增强自我保健的意识和能力。

身体健康的男女结婚前是否需要婚前保健?

部分青年男女认为自己的身体一直都很好,所以结婚前没有必要进行婚前保健。这种认知其实是不正确的。这是因为有些人虽然平日看起来很健康,但是身体上的一些问题可能表面上看不出来,仍有可能存在影响结婚和生育的健康问题,如果这些问题能及时被发现,得到治疗或采取了有效的预防措施将能保障婚后双方的健康和后代的健康。比如,隐性致病基因的携带者只有通过相关检查才能被发现；又如，有些乙肝病毒的携带者，平时并没有任何感觉，只有通过相关检查才能被发现，如若真有异常，那么在婚前做好检查和治疗处理，就可以避免传染给对方和下一代。所以，即便自我感觉身体状况良好，在婚前也有必要进行婚前保健，并接受专业医生的建议和指导。

可以提供婚前保健的医疗机构是哪些？

准备结婚的男女双方一定要去有资质的机构进行婚前保健，而经过当地卫生执法主体机构认证的妇幼保健院（所）是可以提供婚前检查和咨询的。

哪些男女双方不宜结为夫妇？

根据我国的相关法律法规的规定，有下列情况的男女不宜结为夫妻：

1. 直系血亲或三代以内的旁系血亲不能结为夫妇（图25）。

2. 医学上认为不宜结婚的疾病，主要包括男女双方都患无法治愈的严重精神病或重度智力低下者。

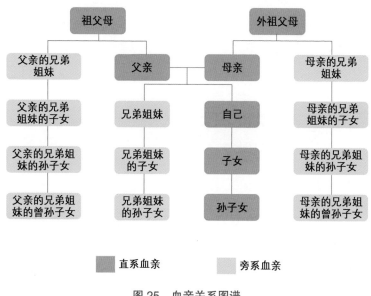

图25 血亲关系图谱

 哪些男女应该暂缓结婚？

1. 患有性病、麻风病尚未治愈的男女双方。

2. 处于精神病发病期。

3. 处于发病期间,经医学鉴定仍具有传染性的法定传染病,包括获得性免疫缺陷综合征、甲型肝炎、开放性肺结核等。

 ## 哪些男女可结婚但婚后不宜生育?

有以下情况的男女双方虽然可结婚但是不宜生育:

1. 婚配男女任何一方患有常染色体显性遗传病,子女的患病概率大,会致残致命,目前无治愈方法,例如先天性成骨不全、软骨发育不全、遗传性致盲眼病等。

2. 婚配男女双方都患有相同的常染色体隐性遗传,例如白化病、垂体性侏儒症、小头畸形、先天性聋哑等。

3. 婚配男女任何一方患有多基因病的高发家系的患者,如精神分裂症或躁狂抑郁性精神病的患者病情不稳定者、原发性癫痫等。

目前,第三代试管婴儿技术可选择正常胚胎。

四十三 什么是孕前保健?

孕前保健是为准备怀孕的夫妇在怀孕前至少 6 个月提供教育、咨询、信息和技术服务,进行必要的检查、评估、治疗和干预,使备孕夫妻特别是女方在最佳的生理、心理和环境状态下有计划、有准备地受孕(图 26)。

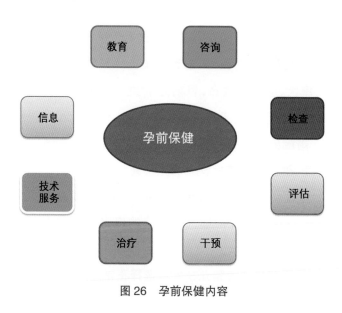

图 26　孕前保健内容

四十四 孕前保健的健康教育与咨询包括什么？

由专业医生向夫妻双方讲解孕前保健的重要性,介绍孕前保健服务内容及流程。通过询问、讲座及健康资料的发放等,为准备怀孕的夫妇提供健康教育服务。主要内容包括:有关生理和心理的保健知识;有关生育的基本知识(如生命的孕育过程等);生活方式、孕前及孕期运动方式、饮食营养和环境因素等对生育的影响;遗传性疾病及出生缺陷的防治等。

四十五 孕前保健需要做哪些健康检查？

1. 了解一般情况。了解准备怀孕夫妇和双方家庭成员的健康状况,与生育有关的孕育史、疾病史、家族史、生活方式、饮食营养、职业状况及工作环境、运动(劳动)情况、社会心理、人际关系等。

2. 孕前医学检查。在健康教育、咨询及了解一般情况的基础上,医生征得夫妻双方同意,通过医学检查,掌握准备怀孕夫妇的基本健康状况。同时,对可能影响生育的疾病进行专项检查。

（1）体格检查：按常规操作进行，包括对男女双方生殖系统的专科检查。

（2）辅助检查：包括血常规、尿常规、肝肾功能、血糖、凝血功能、甲状腺功能、血型、生殖道分泌物、心电图、胸部X线及妇科B超检查等；必要时进行激素检查和精液检查。

（3）专项检查：包括遗传性疾病，如广东、广西、海南、四川等地高发的地中海贫血；可能引起胎儿感染的传染病及性传播疾病，如乙型肝炎、梅毒螺旋体、人类免疫缺陷病毒、结核病、弓形虫、风疹病毒、巨细胞病毒等感染；精神疾病；其他影响妊娠的疾病，如高血压病、心脏病、糖尿病、甲状腺疾病等（图27）。

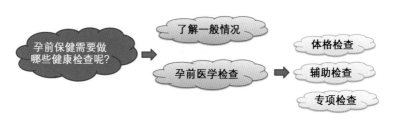

图27　孕前保健检查项目

孕前保健需要夫妻双方做什么准备？

1. 有计划地怀孕，避免大龄生育。

2. 合理营养，控制饮食，增补叶酸、铁、钙等营养素及微量元素。

3. 接种风疹、乙肝、流行性感冒等疫苗。

4. 积极预防、筛查和治疗慢性疾病和传染病。

5. 避免使用可能影响胎儿正常发育的药物。

6. 避免接触生活及职业环境中的有毒有害物质(如放射线、高温、铅、汞、苯、农药等),避免密切接触宠物。

7. 改变不良生活习惯(如吸烟、饮酒、吸毒等)及生活方式。

8. 保持心理健康,解除精神压力,预防孕期及产后心理问题的发生。

9. 合理选择运动方式。

10. 对于有高遗传风险的夫妇,指导其做好相关准备,提示孕期检查及产前检查中可能发生的情况(图28)。

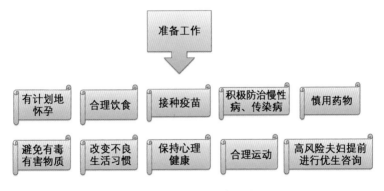

图28 孕前保健准备工作

为什么要补充相关营养物质，如何补充？

怀孕期间营养不足，叶酸、铁、碘等缺乏，可能会导致神经管畸形、无脑儿、小头畸形等出生缺陷，或造成胎儿脑部发育异常等不可逆的影响。故孕妇在孕期需要适当补充相关营养元素，以利于妊娠的成功。

1. 孕妇叶酸缺乏对胎儿的影响

如果怀孕早期孕妇身体内缺乏叶酸，可能会导致胎儿发生神经管畸形，如无脑儿、脊柱裂、腹壁裂等。女性怀孕后的两个月是胎儿脑部神经发育的关键时期，如果这个时候叶酸摄入不足，会大大增加神经管畸形发生的风险。

我国女性体内普遍缺乏叶酸，而改变叶酸缺乏的状态需要一定的增补时间。现实生活中，多数妇女一般是在孕 30 多天以后才发现自己已经怀孕了，然后才开始补充叶酸，而这个时候已经快要错过了预防胎儿神经管畸形的关键时期。因此，建议女性在准备怀孕前 3 个月就开始口服叶酸增补剂，使自身体内的叶酸维持在一定水平，以保证胎儿在孕早期有一个较好的叶酸营养状态。

人体内不能自发产生叶酸，只能通过食物或叶酸增补剂获得。医生应指导计划怀孕的女性从孕前 3 个月开始口服叶酸片或多吃富含叶酸的食物,比如油菜、菠菜、动物的肝脏、豆制品、核桃、栗子、猕猴桃、橘子、草莓等。但由于叶酸很容易溶于水,还怕高温,所以洗菜时会丢失一部分,烹调时的蒸、煮、炸等常会破坏食物中的叶酸,所以人们很难从一日三餐中补充足够的叶酸,需要服用叶酸增补剂。

常见的叶酸增补剂为叶酸片。一般来说,可在当地社区卫生服务中心免费领取,具体咨询所在地社区。建议计划怀孕的女性从孕前 3 个月开始到怀孕后的 3 个月末为止,口服叶酸片,每日一次,每次 0.4mg。

此外,叶酸对男性生殖健康以及精子的发育和质量也有积极作用。因此,建议男性配偶在孕前 3 个月同时补充叶酸片,每日一次,每次 0.4mg。

2. 孕妇缺铁对胎儿的影响

孕妇缺铁可导致贫血,影响胎儿的生长发育。怀孕期间,母体和胎儿对铁的需要量大大增加,加之分娩时的出血及婴儿出生后的母亲乳汁分泌也需在孕期储备一定量的铁,所以孕妇在孕期对铁的需要量是平时的两倍。如何满足这种需求呢?

孕妇应注意膳食的调配,有意识地食用一些含铁丰富的食物,如菠菜、芹菜、黑木耳、动物肝脏、动物血、瘦肉、鸡蛋、鱼、虾、樱桃、红枣、核桃等。

怀孕中晚期,孕妇对铁的需要量更大,仅通过普通膳食来摄取铁是远远不够的。所以,孕妇应按时做孕期检查,如果通过产检发现孕妇发生了缺铁性贫血,就说明需要开始口服补充铁的药物了。

常见铁剂有多糖铁复合物、右旋糖酐铁等。服用铁补充剂时,建议餐后服用,减少胃肠道刺激,补铁时饮水或果汁可促进铁吸收,而饮茶、咖啡或牛奶则不利于铁的吸收。服用铁剂后大便可能会变成黑色,属正常现象,孕妇不用担心或紧张。

3. 孕妇缺钙对胎儿的影响

孕妇钙吸收障碍或钙缺乏,可影响胎儿的成长,导致胎儿骨髓和牙齿发育不良,出生时容易患佝偻病或在儿童期发展为佝偻病,孩子将来也容易患龋齿(俗称"虫牙")。因此,保证适量钙的摄入,对于孕妇而言是十分重要的。

孕妇可以多吃钙含量高的食物,如豆制品、海鱼、黑芝麻、花生、胡桃等。但是,这些食物人们不可能每天大量食用,因此,孕妇可以通过每天多喝牛奶来补钙。

依据《中国居民膳食营养素参考摄入量》建议,孕中期钙的适宜摄入量为 1 000mg/d,孕晚期为 1 200mg/d。我国孕妇每日通过膳食摄入的钙量不到适宜摄入量的一半。因此,建议孕妇从孕中期开始,每日至少应该摄入 250ml 的牛奶或相当量的奶制品并补充 300mg 的钙,或喝 450~500ml 的低脂牛奶,以满足身体对钙的需要。

4. 孕妇缺锌对胎儿的影响

锌是人体必需的微量元素之一，虽然人体正常总含锌量仅为 2~3g，但它对儿童的大脑发育、智力、免疫功能、视觉发育及机体的性发育、生殖细胞的生成都有非常重要的作用。研究发现，聪明、学习好的青少年体内含锌量均比愚钝者高。

孕妇缺锌可能会导致胎儿出现发育障碍或先天性无脑、先天性心脏病、尿道下裂或隐睾等出生缺陷。因此，孕妇在孕期适量补充锌是非常必要的。建议多吃含锌高的食物，如糙米、粗面粉等粗加工的粮食（粮食加工越细，锌损失得越多），贝壳类、虾等海产品，猪、牛、羊肉及动物内脏，以及栗子、核桃、花生、瓜子等坚果类食品。

孕妇是否缺锌要经过科学的检查来诊断，确实有需要才补充，而且要在医生指导下进行。对多数孕妇而言，通过饮食途径增加锌摄入量就足够了。因为补锌过多也对身体有害，如长期大量口服锌制剂，可引起腹泻、腹痛、胃出血等。

5. 孕妇缺碘对胎儿的影响

碘是人体必需的微量元素之一，它可以参与甲状腺素的合成。甲状腺素对促进人的生长发育至关重要，孕妇如果孕期碘缺乏，影响胎儿的甲状腺发育，致使甲状腺素产生不足，孩子患上先天性甲状腺功能减退症，发生不同程度的智力损害，严重者可导致呆傻，并且这种智力损害是没办法医治的。

　　我国一些地区土壤及饮用水中碘含量非常少,在这些地区生长的粮食和蔬菜中的碘含量也很少,人们长期食用这类食物,饮用这种缺碘的水,身体就很可能会缺碘,妇女就容易生出患先天性甲状腺功能减退症的孩子。因此,孕妇在孕期应注意补碘,但孕妇是否缺碘要到医院进行检验后才能明确。经检验确诊缺碘的孕妇应在医生指导下科学补碘。

　　首先,食用加碘食盐可以有效补碘,因为日常食物和饮用水中的碘加起来也许不能满足身体对碘的需求。在碘缺乏地区,必要时可指导孕妇服用补充碘的药物,如碘油等。

　　此外,还可多摄入含碘丰富的食物,如海带、紫菜、裙带菜、海参、海鱼、干贝、龙虾等。孕早期及时完善甲状腺功能检查,如果发生甲状腺功能减退症,就需适量补充甲状腺素。

　　缺碘可能引起碘缺乏病,那么是不是补充的碘越多就越好呢? 这种观点显然是非常错误的。如果补充的碘过多或者不恰当地补充碘也会影响健康。例如,碘过多可以诱发甲状腺疾病,高碘地区会因当地的水和食品中含碘量太高而出现流行性地方性甲状腺肿;一次性接受大剂量的碘或长期服用含碘药物可以引起碘中毒;高碘也会影响儿童身体和智力的发育。

　　因此,碘的补充应科学且适量。不宜过少或过多,每天150μg 最合适。生活在高碘地区的人们,或者经常食用海带、海鱼、紫菜等海产品的人群,就不建议再额外补碘,普通人群只需食用正规厂家生产的加碘盐即可。

做过婚前检查的人还需要做孕前保健吗?

孕前保健和婚前检查内容上有一些相近,但侧重点不同。尤其是对于那些结婚已有一段时间的夫妻,双方的身体、心理状况及生活习惯和工作环境等都可能发生了很多变化,只有做好充分的孕前准备,才能孕育出健康的孩子,所以在备孕时进行孕前保健是非常必要的。

四十九 哪些医疗机构可以进行孕前保健?

当地妇幼保健机构都可以提供孕前保健服务。

五十 什么情况下不宜受孕?

为了避免在不利条件下生出有出生缺陷的孩子,夫妻双方如果存在以下情况应暂时避免怀孕(图 29)。

1. 近期内情绪波动较大或遭受精神创伤。

2. 夫妻任何一方患急性传染病,如流行性感冒、急性肝炎、风疹、巨细胞病毒感染、弓形虫病等。

3. 夫妻一方有急性生殖系统炎症或生殖器手术(如人工流产、清宫术等)后恢复时间不足 6 个月。

4. 丈夫在 3 个月之内、妻子在排卵期前后患发热性疾病,如结核、登革热等。

5. 脱离有毒物品或有毒环境(如铅、汞、农药等)不足 6 个月。

6. 病毒性感染、X 线检查、放射性治疗或者慢性疾病用药(如巴比妥、激素等)后停用时间不足 3 个月。

7. 长期大量吸烟及酗酒。

8. 生孩子后恢复时间不足半年。

9. 使用长效避孕针或皮下埋植剂避孕停止不足 6 个月;口服避孕药停药不足 6 个月;使用避孕环,取环不足 2 个月。

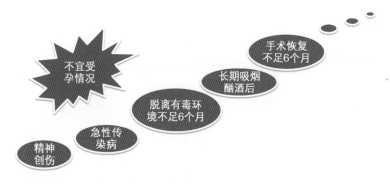

图 29 不宜受孕的各类情况

生育过有出生缺陷孩子的妇女
再次怀孕前要注意什么?

如果一位女性曾经生育过有出生缺陷的孩子,如唐氏综合征、先天性甲状腺功能减退症、脊柱裂等,那她有可能再次生出有同类出生缺陷的孩子。为避免此类悲剧事件重演,这些女性在再次怀孕前,一定要进行详细咨询,接受一系列检查,根据相关检查结果,结合医生的意见,采取一定措施。例如,某妇女曾经生育过一个患有先天性甲状腺功能减退症的孩子,那她再次怀孕前,要进行相关检查并在医生指导下补碘,如服用加碘食盐等。又如,某妇女在中孕期引产过一个有脊柱裂的孩子,再次怀孕前,建议其每天服用 0.8mg 叶酸增补剂,从孕前 3 个月开始到整个孕期结束。因此,建议备孕女性进行孕前相关检查和咨询。

 孕前疾病与出生缺陷有什么关系?

1. 子宫肌瘤是否影响生育?

子宫肌瘤是子宫平滑肌组织增生形成的良性肿瘤,可能会对怀孕造成影响,这主要是因为突入子宫腔的肌瘤可妨碍受精卵着床,从而导致女性出现不孕的症状。如果子宫肌瘤比较大,女性怀孕以后会导致流产或胎儿生长受限。另外,子宫肌瘤患者怀孕以后可能会出现肌瘤红色样变,可能出现腹痛、发热等症状,如果是靠近宫颈口的子宫肌瘤,孕晚期可能阻碍胎儿的下降,造成产道梗阻及难产等情况。

因此,如果育龄期女性怀孕之前发现有子宫肌瘤,建议先到妇产科就诊以评估肌瘤大小,如果肌瘤太大影响妊娠,建议将肌瘤摘除,子宫恢复以后再怀孕,如果怀孕之后才发现有子宫肌瘤,那么建议定期产检,随时观测宝宝的发育情况及肌瘤是否增大等。

2. 宫颈癌是否影响生育?

女性发生宫颈癌且未进行干预时,不建议怀孕,否则可能影响胎儿的正常发育,且患病期间怀孕对女性身体伤害较大,甚至可能会危及生命,一般建议在综合治疗后根据具体情况,决定是否可以备孕。

宫颈癌女性未进行干预时,会出现不规则阴道出血,此时可能影响精子正常进入,而使机体无法完成正常妊娠过程,少部分女性在宫颈癌早期可成功受孕,但癌细胞可能不断扩散,也会影响胎儿正常生长,多数胎儿可能发生流产或早产。

宫颈癌女性经过治疗后,对怀孕的影响与宫颈癌的严重程度有关。宫颈癌一般需要进行手术治疗,如果为早期宫颈癌,有生育要求可以选择宫颈锥切术,以保留生育功能,若术后随访结果较好,可根据医生建议,判断是否能够备孕。如果宫颈癌肿瘤范围较大,需切除宫颈管,此时宫颈承重能力减弱,随着胎儿体重增加,可能无法坚持到足月妊娠。另外,如果手术切除了子宫,则无法怀孕。

因此,女性日常应积极进行宫颈癌的筛查,一旦确诊需及时进行治疗,如果患病期间出现意外妊娠,需立即寻求妇产科医生的帮助,判断宫颈癌分期,以及对胚胎的影响,再决定处理措施,必要时应终止妊娠。

3. 阴道炎可否怀孕?

阴道炎临床上很少引起不孕,常见的阴道炎有细菌性阴道病、霉菌性阴道炎、滴虫性阴道炎,但如果阴道炎反复存在,在怀孕后期会增加胎膜早破、早产的风险,所以患有阴道炎的女性,建议在怀孕前将阴道炎治愈以后再考虑怀孕。如果孕期发生阴道炎,那么建议及时就诊治疗,避免阴道炎的复发,减少早产的发生。

4. 肥胖症可否怀孕?

肥胖症可影响患者雌激素和雄激素的分泌,造成女性患者不能排卵,男性患者精子质量下降。肥胖的女性可能有胰岛素抵抗和高胰岛素血症,即肝脏、肌肉等组织对胰岛素的反应不敏感。因此,胰腺就要制造更多的胰岛素来补偿。然而,卵巢对胰岛素的反应要比肝脏和肌肉敏感得多,高胰岛素血症会刺激卵巢分泌过多的雄性激素,从而影响排卵,导致不孕。另外,由于肥胖者体内的脂肪量很多,机体代谢的耗氧量会因此加大,从而使患者出现心输出量增加、心肌肥厚、动脉粥样硬化等问题。随着时间的推移,患者可能会出现高血压、冠心病、心绞痛等疾病。因此,建议患有肥胖症的育龄期夫妇科学减重后再怀孕。

5. 糖尿病可否怀孕?

糖尿病是一组以慢性血糖水平增高为特征的代谢疾病群。患者的碳水化合物、蛋白质和脂肪的代谢都发生异常。目前,我国的糖尿病患者已接近 4 000 万。糖尿病患者的病情得不到较好控制可发生多种严重并发症,如心脑血管疾病、肾病、眼病、足溃疡等。

孕妇既往有糖尿病史或患有妊娠糖尿病,会影响自身健康和胎儿、新生儿的生长发育,还会增加胎儿发生出生缺陷的风险。对于糖尿病未得到较好控制的孕妇,出生缺陷多发生在妊娠 8 周以前,即胚胎器官形成的关键时期,以骨骼系统、心血管及中枢神经系统较为多见。

糖尿病孕妇所生孩子发生出生缺陷的可能性是非糖尿病孕妇的 2~3 倍。糖尿病孕妇生出巨大儿(体重 ≥4kg)为非糖尿病妊娠的 10 倍。巨大儿身体脆弱,并不健康,而且容易造成难产。围产儿死亡率高达 10%~15%。新生儿高胰岛素血症、低血糖、心肌病、呼吸窘迫综合征等发病率增高。

因此,无论是孕前糖尿病还是妊娠糖尿病,孕妇都应在医师指导下监测血糖,控制饮食,进行相应处理,降低生育巨大儿或出生缺陷儿的风险。

6. 高血压可否怀孕?

高血压是一种十分常见的慢性病,目前我国高血压患者已高达 1.6 亿。长期处于高血压状态非常危险,会导致心、脑、肾、眼等器官受到损害,甚至致残、致死。例如,脑卒中、冠心病就常由高血压诱发。

高血压对孕妇本身和胎儿都是非常危险的。高血压会使胎盘供血不足,胎盘功能减退,导致胎儿出现宫内缺氧,新生儿发生窒息、生长迟缓等现象,严重的会造成早产,甚至会引起胎死腹中。因此,患有高血压的妇女在怀孕前一定要做好检查和治疗,控制好血压,以防高血压进一步加重威胁母儿健康。

五十三 什么是出生缺陷的二级预防?

出生缺陷的二级预防是指减少出生缺陷儿的出生,主要是在孕期通过早发现、早诊断和早采取措施,以减少出生缺陷儿的出生。二级预防包括产前筛查和产前诊断(图 30)。

孕期保健是指从怀孕开始至胎儿娩出这段时期专门针对

孕妇的一种保健服务。这个时期如受外界不利因素影响,包括感染、滥用药物、接触放射性物质、毒品,以及营养缺乏、严重疾病等,都可能影响胎儿的正常发育,导致流产或出生缺陷。孕期保健内容主要包括卫生、营养、心理、咨询、定期产前检测、怀疑先天性或遗传性胎儿异常的产前诊断及高危孕妇和胎儿重点监护等。

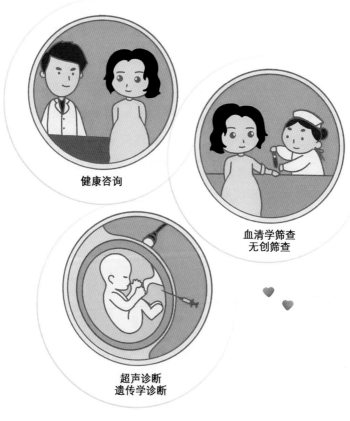

健康咨询

血清学筛查
无创筛查

超声诊断
遗传学诊断

图30　二级预防——孕期筛查

五十四 哪些医疗机构可提供孕期保健?

医院的妇产科或当地的妇幼保健院均可以提供孕期保健。有不良孕产史或家族史或备孕夫妻自身有某些先天性疾病,孕前或孕期需要到就近的产前诊断中心进行优生遗传咨询。

五十五 什么时候做孕期保健?

根据我国《孕前和孕期保健指南(2018)》,目前推荐的产前检查孕周:妊娠 6~13 周、14~19 周、20~24 周、25~28 周、29~32 周、33~36 周及 37~41 周(每周 1 次),共 7~11 次。有高危因素的孕妇,可酌情增加次数。

五十六 常规保健有哪些?

1. 根据月经情况,确定孕周,推算预产期。
2. 全面体格检查,包括血压监测、心肺听诊等。

3. 评估孕期高危因素,询问有无流产、早产、死胎、死产史,有无胎儿畸形或幼儿智力低下;注意有无妊娠合并症,如高血压、糖尿病、心脏病、精神疾病等。

4. 建立孕期保健手册。

5. 对孕妇及家属进行健康教育和提供咨询指导。

6. 常规产检和产前筛查,必要时行产前诊断(图 31)。

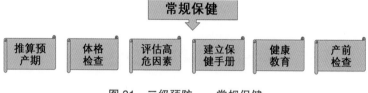

图 31　二级预防——常规保健

五十七　孕期哪个阶段容易出现出生缺陷?

1. 受孕后第 1~2 周

这个时期主要经历了受精卵的形成、着床,以及分化形成胚胎和胎盘组织。通常来说这个时期发生缺陷的危险性相对较低,但是大约 50% 的流产发生在这个时期。通常来说这个时期危险因素对胚胎发育是"全"或"无"的影响,如果胚胎发育受到较大的影响,可能发生自然流产,俗称生化妊娠,如果没有流产,后期发生缺陷的危险性相对较低。

2. 受孕后第 3~8 周

这段时期是胚胎细胞高度分化和各个器官系统基本形成的关键时期。经历了这个时期的胎儿已初具人形,眼、耳、鼻、口可辨;四肢已具雏形;早期心脏形成,超声可见原始心脏搏动。所以,在这个时期胚胎如果受到外界环境各种致畸因子的影响,就容易发生出生缺陷。

3. 受孕第 9 周后

这段时期主要经历组织和器官的进一步分化及成熟。胚胎对外界的致畸因子的敏感性逐渐降低。但是胎儿大脑等中枢神经系统的分化发育会持续至孕晚期,所以在这个时期受到外界致畸因子影响仍可能影响胎儿的智力发育。孕妇高血糖、高血压或某些特殊病原体的感染,仍会影响胎儿发育,导致生长受限。还有某些药物的使用可能影响胎儿心脏的异常,如孕晚期大剂量使用阿司匹林或布洛芬可能导致胎儿畸形风险增加(图 32)。

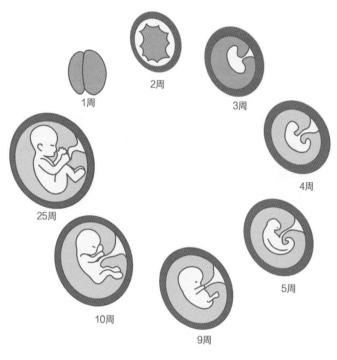

图32 胎儿发育图

五十八 如何避免巨幼红细胞性贫血?

　　巨幼红细胞性贫血是一种常见的贫血类型,大多数是由于体内叶酸的缺乏引起,少数是由于维生素 B_{12} 缺乏引起。孕期如何补充呢? 孕妇可以食用含叶酸和维生素 B_{12} 丰富的食物,如菠菜、瓜果、动物肝脏等。还可以在医生指导下服用叶酸和维生素 B_{12}。

早孕反应严重会影响胎儿
发育吗?

早孕反应是由于孕妇体内激素水平的变化所引起的乏
力、恶心、呕吐、厌恶油腻等一系列反应。早孕反应一般从妊
娠 6 周开始,12 周以后逐渐消失。早孕反应是一种正常的生
理反应,并不是一种疾病,也不会影响胎儿发育,孕妇不必过
于担心和焦虑。如果早孕反应严重、进食特别困难应及时就
医,可通过静脉输注葡萄糖溶液的营养支持方式补充必要量
的碳水化合物。

六十 怀孕期间生病了可以吃药吗?

许多孕妇生病的时候不敢吃药,担心药物影响胎儿发育。
是不是孕妇生病了就绝对不能吃药呢? 肯定不是的。如果孕
妇生病了不治疗,疾病本身也可能影响胎儿的发育。正确的
做法就是携带前期孕检单及时就医,切忌擅自用药。
那么,不正确用药会造成胎儿哪些出生缺陷呢? 受孕后
1~2 周,药物的影响通常只有"全"或"无"两种极端,即要
么自然流产要么无影响。受孕后 3~8 周是大多数器官分化、

发育、成型的阶段,最易受到药物影响,发生严重畸形。受孕9~14周,仍有一些结构和器官(如腭和生殖器)未完全形成,会造成某些畸形。受孕14周以后,药物的影响主要表现为功能异常或出生后生存适应不良。神经系统在整个妊娠期间持续分化、发育,故药物的影响一直存在。

孕期患传染病会引起出生缺陷吗?

孕妇在怀孕期间如果患有传染病,不仅对自身的健康造成影响,还会导致胎儿发生出生缺陷的风险增高,可能导致出生缺陷的病原体,见图33。

1. 风疹病毒

主要通过呼吸道传播,面颊部及全身相继出现红色的疹子,伴有发热、咽痛等上呼吸道症状。风疹病毒是引起胎儿先天畸形的主要病原体之一。孕妇感染风疹病毒后,可能会造成自然流产、死胎、胎儿生长受限或先天性风疹综合征。先天性风疹综合征主要表现为先天性耳聋、先天性心脏病、先天性青光眼、先天性白内障、小头、小眼等。

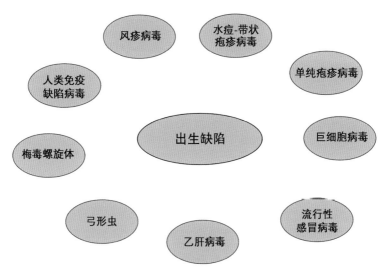

图 33　可能导致出生缺陷的病原体

2. 水痘-带状疱疹病毒

主要经呼吸道传播发生水痘，或者长期潜伏在人体内，当免疫力下降时引发带状疱疹。孕妇感染水痘-带状疱疹病毒可通过胎盘传播，导致先天性或新生儿水痘；或者导致胎儿先天性水痘综合征，表现为皮肤瘢痕形成、四肢发育不全、小头畸形等，其发生率虽不高，仅发生于怀孕早期（0.4%）和中期（2%），但是一旦发生，对胎儿的影响非常严重。

3. 单纯疱疹病毒

分为I型和II型：I型主要通过皮肤黏膜或皮肤破损处感

染,引起口唇疱疹、口腔炎等;Ⅱ型主要通过性生活传播,引起生殖器疱疹。怀孕期间,孕妇感染了单纯疱疹病毒,可引起自发性流产、宫内生长受限、早产、先天和新生儿疱疹病毒感染。

4. 巨细胞病毒

主要通过性生活传播,孕妇感染后大多数并没有症状,但是可以通过胎盘传播导致胎儿先天性巨细胞病毒感染,还可以经阴道分娩或产后乳汁传染给新生儿。先天性巨细胞病毒感染导致新生儿后遗症的风险最大。大部分先天性巨细胞病毒感染的新生儿出生时没有症状,12%~18% 的婴儿出生时出现黄疸、皮肤出血点、发育迟缓、心肌炎等。严重感染婴儿可能并发神经系统后遗症、先天性耳聋,甚至死亡。

5. 流行性感冒病毒

主要经呼吸道传播,流行性感冒病毒的类型很多,而且极易变异。主要表现为畏寒高热、乏力、头痛、咳嗽等症状。孕妇感染了流行性感冒病毒可以通过胎盘传播,胎儿感染了流行性感冒病毒可能会引起流产、早产、无脑儿、肢体短缺、唇腭裂等。

6. 乙肝病毒

孕妇合并乙肝病毒感染,建议在专科医生及产科医生处定期随访,行乙肝病毒 DNA、肝功能及肝脏超声等检测,根据检测结果必要时行抗病毒治疗以切断乙肝病毒经母婴传播。我国《阻断乙型肝炎病毒母婴传播临床管理流程(2021)》首选推荐替诺福韦用于妊娠期抗乙肝病毒药物。孕妇 HBsAg 阳性时,无论 HBeAg 是阳性还是阴性,其新生儿务必在出生后 12 小时内肌内注射乙肝免疫球蛋白(越快越好,最好在数分钟内),同时在不同部位肌内注射第 1 针乙肝疫苗(越快越好,最好在数分钟内);并于 1 月龄和 6 月龄分别接种第 2 针及第 3 针乙肝疫苗。

7. 弓形虫

孕妇感染弓形虫主要是通过食用受污染的没有煮熟的肉类、食物和水,或者与感染弓形虫的猫密切接触等途径。孕妇感染弓形虫可通过胎盘传播,导致胎儿先天性感染,高达 90% 感染弓形虫的婴儿会出现后遗症,包括严重的视力障碍、听力障碍、神经发育迟缓,甚至死亡。

8. 梅毒螺旋体

梅毒对孕妇和胎儿均危害严重,梅毒螺旋体可以通过胎盘感染胎儿,自受孕 2 周起即可感染胎儿引起流产;受孕 16~20 周后梅毒螺旋体可通过胎盘播散到胎儿所有器官,导致胎儿宫内发育迟缓、流产、早产,甚至出现死胎、死产。所以,孕妇应尽早行产前检测,一旦发现,及早和规范使用青霉素类抗生素治疗。

◁. 人类免疫缺陷病毒

孕妇合并人类免疫缺陷病毒感染,建议在专科医生及产科医生处定期随访,行抗病毒治疗以切断人类免疫缺陷病毒经母婴传播,同时监测人类免疫缺陷病毒载量、CD4 细胞计数等。新生儿娩出后尽早(6~12 小时)使用抗病毒治疗,提倡人工喂养,避免母乳喂养,杜绝混合喂养。人类免疫缺陷病毒感染孕妇在有效的抗病毒治疗情况下,避免母乳喂养,可将人类免疫缺陷病毒围生期传播率下降到 1% 以下。

孕期如何避免传染病的感染?

怀孕期间患病,尤其是传染病,可能会造成孩子的出生缺陷。那么,孕期应如何避免传染病的感染呢?

孕妇应尽量少去公共场所,在人员密集的地方或医院应戴好口罩;居住的环境要注意空气流通;加强锻炼,如徒步、孕妇瑜伽等;营养均衡,不要挑食、偏食;怀孕前按照相关规定接种疫苗;避免与猫、狗等宠物密切接触。

孕妇合并高血压会造成出生
缺陷吗？

　　高血压是指同一手臂至少2次测量的收缩压≥140mmHg
和/或舒张压≥90mmHg。对首次发现血压升高者,应间隔4
小时或以上复测血压。孕期合并高血压通常包括妊娠期高血
压、子痫前期、子痫、慢性高血压合并妊娠、慢性高血压并发子
痫前期。长期处于高血压状态十分危险,因此孕期合并高血
压的孕妇一定要定期进行孕检,控制好血压。

 妊娠期急性脂肪肝会造成哪些
危险？

　　妊娠期急性脂肪肝是一种少见但病情危急的产科特有疾
病,一般发生于妊娠30~38周,以妊娠35周左右的初产妇
居多,发病率为1∶(7 000~20 000)。妊娠期急性脂肪肝孕
妇的病情进展风险较大,治疗不及时可能出现凝血功能障碍、
肝功能衰竭等,可于短期内死亡,而胎儿可能出现宫内窘迫、死
胎、新生儿死亡。因此一旦确诊,建议立即住院,积极配合医生
的治疗,尽早终止妊娠。经积极治疗的孕妇在产后需要数周可

以完全恢复,一般不留后遗症,但新生儿存在线粒体内脂肪酸β-氧化酶缺陷的可能,故新生儿出生后需给予严密监测。

 妊娠期肝内胆汁淤积会造成哪些危险?

妊娠期肝内胆汁淤积通常发生在孕晚期,是一种良性疾病,但是对胎儿有严重的影响,可导致早产、羊水粪染、新生儿窒息、胎死宫内等。一旦确诊,必须积极配合医生的治疗。

 孕妇合并糖尿病会造成出生缺陷吗?

孕期患有妊娠糖尿病会影响孕妇自身健康及其胎儿、新生儿的生长发育,而且还会增加胎儿出生缺陷的可能。糖尿病女性怀孕后,必须定期监测血糖和尿糖,定时产科检查及糖尿病专科检查。孕前无糖尿病的孕妇在孕早期均应行空腹血糖筛查,孕24~28周行口服糖耐量试验(OGTT)筛查。如有异常,应加强运动及饮食控制,若血糖仍高于正常,必要时应加用胰岛素治疗。

六十七 孕妇合并甲亢会造成哪些危害?

甲状腺功能亢进症,又称甲亢,是一种内分泌疾病,十分常见,因甲状腺素分泌过多而导致。轻度甲亢对孕妇及胎儿无明显影响。而中、重度甲亢及症状控制不佳的孕妇流产率、妊娠高血压疾病发生率、早产率、围产儿死亡率等均增高。此外,部分孕妇可因分娩、产后出血、感染而发生甲亢危象,危及生命。因此,孕期应行甲状腺功能筛查。孕前患有甲亢的女性由于怀孕后激素的变化,可能诱发甲状腺危象;也可能导致流产、早产、死胎等发生。所以,甲亢妇女应由内分泌科医生评估后再考虑怀孕。

六十八 孕妇合并甲减会造成哪些危害?

甲状腺功能减退症,又称甲减,是一种常见的自身免疫性甲状腺疾病。妊娠合并甲减常见于以下四种情况:①甲减原发于幼年或青春期,治疗后怀孕;②甲减原发于成年后,治疗后怀孕;③甲亢或甲状腺腺瘤经放疗、手术后出现并发症甲减,治疗后怀孕;④既往无甲减病史,孕期出现甲减。妊娠合并甲减可导致流产、新生儿甲减等发生率升高。孕期行甲状腺功能筛查提示甲状腺功能减退时,应根据甲状腺功能情况,在医生的指导下补充甲状腺素,并用 B 超、胎心监护的方式严密监测胎儿在子宫内的情况。现临床上常选用甲状腺素片口服治疗。甲减患者,待症状和甲状腺功能纠正以后,在内分泌科医生评估后可以怀孕。

六十九 孕妇为什么要进行出生缺陷的相关检查?

　　造成出生缺陷的原因众多,那么需要做什么检查来尽量排除胎儿存在先天缺陷呢?

　　在怀孕的不同时期需要对胎儿做不同的检查来了解胎儿的发育情况。通过超声检查胎儿结构是否畸形,大家都比较容易理解。但是胎儿除了结构畸形外,还有另外一类造成先天缺陷的常见原因就是胎儿染色体或基因异常。很多人认为只要夫妻双方家族没有染色体或基因疾病、没有先天畸形,那么他们所生的孩子就一定正常。其实这种认识是错误的,染色体或基因疾病的发生和遗传有一定的关系,但更多时候是在胚胎形成过程中自身突变而来的,特别是随着孕妇年龄的增加,胎儿染色体异常风险增加。所以每一个胎儿都应该进行染色体相关检查,必要时行基因检测。

· · · · · · ·

产前筛查是指孕期对胎儿常见疾病的筛查,主要针对胎儿染色体疾病和胎儿结构异常进行筛查。

染色体疾病有什么影响呢? 胎儿染色体异常可能导致流产、死胎,部分可能合并其他结构畸形。很多染色体疾病胎儿出生以后是可以存活的,但可能伴有智力异常、运动障碍或其他功能的异常,并且没有有效的治疗手段。目前,常见的产前筛查方法包括:唐氏综合征产前筛选检查和无创 DNA 产前检测。

七十 什么是唐氏综合征产前筛选检查?

唐氏综合征产前筛选检查简称唐筛。

1. 唐筛什么时候检查?

孕 11~13^{+6} 周行早期唐筛,15~20^{+6} 周行中期唐筛。

2. 唐筛检查什么病?

21-三体综合征、18-三体综合征和开放性神经管缺陷。

3. 唐筛结果异常该怎么办?

21-三体综合征、18-三体综合征均为染色体疾病,如果为临界风险,可抽血行无创 DNA 产前检测,如果为高风险则建议行羊水穿刺;开放性神经管缺陷为结构畸形的疾病,如果为高风险则需要行针对性超声检查。

七十一 什么是无创 DNA 产前检测?

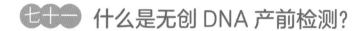

1. 什么时候检查?

孕 $12\sim22^{+6}$ 周检查最佳。

2. 检查什么疾病?

基础检查的是 21-三体综合征、18-三体综合征和 13-三体综合征,而无创 DNA 产前检测,可以检查更多的染色体数目异常和染色体微缺失及微重复疾病。

3. 异常结果该怎么办?

无创 DNA 产前检测的是染色体疾病,如果结果提示高风险,则建议行羊水穿刺进一步确诊。

唐氏综合征产前筛选检查和无
创 DNA 产前检测应该怎么选?

无创 DNA 产前检测准确性更好,但费用较高。如果孕妇和丈夫都很健康,到预产期年龄未满 35 岁,也无其他异常妊娠病史和家族遗传病史,可以先做唐筛,唐筛结果如为临界风险,再做无创 DNA 产前检测。

温馨提示各位孕妈:虽然无创 DNA 产前检测很方便安全,但一定要客观看待该检查的准确性;无创 DNA 产前检测是抽孕妇的外周血来检查胎儿,是间接的检查方式,检查的准确性还是比较有限的。

七十二 什么是产前检查?

产前检查是对孕妇进行定期的常规检查,及时发现问题,并进一步提出处理意见,每一个孕妇都应该进行定期的产前检查。

七十四 什么是产前诊断?

产前诊断又称"宫内诊断"或"出生前诊断",是在胎儿出生前应用各种先进的科技手段,采用影像学(如 B 超)、生物化学、细胞遗传学及分子生物学等技术,了解胎儿在宫内的发育情况,对先天畸形和遗传性疾病作出诊断。尽早诊断胎儿是否患有遗传性疾病或先天畸形,或者其他异常,以便尽早决定胎儿的去留。

七十五 产前诊断有什么好处?

可以了解胎儿发生异常的可能,尽早诊断胎儿是否有某些遗传性疾病或先天畸形。有的畸形在产前明确诊断后,胎儿可以在子宫内接受手术治疗,使胎儿出生后变得正常或接近正常。有一些疾病,如患有酶缺乏的先天性代谢病的胎儿,出生前如能做出诊断,出生后及时采取有效的治疗措施,就能发育成为正常儿。出生前做出诊断,能使父母双方有充足的时间考虑孩子的治疗等问题。对一些严重的先天性畸形或遗传性疾病,在宫内明确诊断,可做出选择性流产,以免给家庭和社会带来负担。

七十六 是不是胎儿的所有畸形或异常都能通过产前诊断发现?

不是,只有部分胎儿畸形能在出生前被诊断。每种检查方法均有各自的利弊,这与仪器的功能、操作人员的经验、孕周及胎儿的体位等因素有关。现有技术也不能诊断所有的染色体或基因疾病,因为对遗传物质检测的范围及准确性不可能达到 100%,人类对庞大的遗传信息还有很多也是未知的。

七十七 出生前多早能诊断胎儿的异常?

当然是希望能越早诊断越好,但事实上是不可能的。这要看胎儿患的是什么病,以及当前检查技术的条件等。

七十八 越来越多的胎儿畸形能在出生前被诊断吗?

是的。随着仪器的改进,技术的进步,越来越多的胎儿畸形能在出生前明确诊断。

产前诊断技术有一定难度吗?

除常规超声检查技术外,一般的产前诊断技术如羊膜腔穿刺术、绒毛取样检查、脐静脉穿刺术等都有一定的难度。一般在省级医院或医科大学附属医院、市级医院的产前诊断中心可开展这些检查。

 产前诊断前后是否必须进行咨询?

咨询对于孕妇了解产前诊断的必要性、方法、局限性、结果分析、医学处理等非常重要。不管是在进行产前诊断前,还是在产前诊断后,都应该进行详细的咨询,以消除对产前诊断的恐惧感,配合医生,顺利完成检查。

八十一 什么是侵入性产前诊断?

侵入性产前诊断技术,即在尽可能保证孕妇和胎儿安全性的前提下,通过各种途径,获取胎儿的组织,对这些组织进行分析,可以对胎儿进行细胞遗传学分析、DNA 分析和酶学分析,从而对染色体病、单基因病和先天性代谢病进行产前诊断。

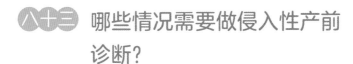 侵入性产前诊断的方法有哪些?

比较常见的侵入性产前诊断技术包括早孕期经腹 B 超引导下绒毛活检技术、羊膜腔穿刺技术、脐血取样技术及胎儿镜检查等。

哪些情况需要做侵入性产前诊断?

1. 高龄孕妇,预产期年龄≥35 岁。
2. 羊水过多或者过少。
3. 胎儿发育异常或者胎儿有可疑畸形。
4. 孕早期接触可能导致胎儿先天缺陷的物质。

5. 有遗传病家族史或曾经妊娠过先天性严重缺陷患儿。

6. 产前筛查(唐筛或无创 DNA 产前检测)高风险。

7. 夫妇一方或双方有染色体异常。

8. 胎儿有单基因遗传病高风险,比如夫妻双方同为地中海贫血基因携带者。

9. 医师认为需要行侵入性产前诊断的其他情形。

侵入性产前诊断能检查哪些疾病?

1. 胎儿染色体疾病:如唐氏综合征等。

2. 染色体微缺失微重复综合征:如天使综合征、猫叫综合征等。

3. 单基因病:如地中海贫血、白化病、先天性耳聋等。

4. 遗传代谢病:如蚕豆病、黏多糖贮积症等。

5. 特殊病原体宫内感染:如风疹病毒、弓形虫感染等。

侵入性产前诊断之早孕期绒毛膜
取样检查

1. 绒毛膜取样检查怎样做？

绒毛膜取样检查是一种从孕妇子宫采取少许胎盘组织进行的检查。首先超声检查确定胎盘位置和胎儿胎龄，然后根据确定的胎盘位置，选择取样的方法。一种是经阴道、子宫颈插入一根柔软的细导管到胎盘（经宫颈的方法）；另一种是经腹部插入一根细针到胎盘（经腹部的方法），取得少量的绒毛组织以供检测。一般经宫颈的方法较为常用。

2. 绒毛膜取样检查的最佳时机？

绒毛膜取样检查最佳时间为怀孕第 10~13 周。能在怀孕早期进行检查是绒毛膜取样检查的优点。

3. 绒毛膜取样检查对孕妇有影响吗？

绒毛膜取样检查是一项创伤性检查。如果操作正确，绒毛膜取样检查是安全的。部分孕妇可能发生子宫痉挛、阴道少量流血，若这些症状持续时间短，则对妊娠影响不大。流产率约为 1%。

4. 绒毛膜取样检查会影响胎儿生长发育吗?

不会。因为临床上提取的绒毛细胞来自胚束外层。束内层形成胎体,而绒毛细胞随着妊娠月份的增加逐渐退化,所以早期取绒毛诊断对胎儿发育没有影响。

5. 绒毛膜取样检查的不足之处有哪些?

绒毛膜取样检查不能检查出某些先天畸形,如神经管畸形、先天性心脏病等。绒毛膜取样检查的是胎盘染色体的情况,并不反映胎儿自身,所以不能排除胎儿与胎盘染色体嵌合的情况。

6. 做绒毛膜取样检查有什么不舒服的感觉吗?

采用经宫颈取样的方法时,常会有子宫痉挛的感觉。整个操作不需要麻醉。

侵入性产前诊断之中孕期羊膜腔穿刺术

1. 什么是羊膜腔穿刺术?

羊膜腔穿刺术是用穿刺针进入羊膜腔,抽取羊水的技术。

通过对羊水中的胎儿脱落细胞以及其他物质进行检查,诊断胎儿是否患有某些先天性疾病。羊膜腔穿刺术是最早开展、最常使用、安全性相对最高的侵入性产前诊断方法。

2. 孕期什么时候做羊膜腔穿刺术最好?

通常选择在怀孕 18~22^{+6} 周,此时羊水增多较快,在胎儿周围形成较宽的羊水带,比较安全,且羊水中活细胞较多,培养成功率高。

3. 羊膜腔穿刺术存在哪些风险?

羊膜腔穿刺术对孕妇是一项创伤性检查。尽管大多数羊膜腔穿刺术是安全的,但还是有可能发生以下情况:

有发生流产的危险,子宫痉挛收缩、轻度出血等也可能出现。

羊水漏出,大多数情况下只有少量,在 1 周内可以自行停止;如果继续渗漏,应及时就诊。

感染:如果孕妇有 HIV、乙肝病毒感染、阴道炎症等,那么穿刺有可能增加胎儿感染的风险,穿刺前应事先告知医生情况。

穿刺有损伤胎儿的可能性,但目前绝大多数羊膜腔穿刺术是在超声引导下进行的,所以这种情况极为罕见。

在严格的术前准备、规范而熟练的无菌操作,加上实时超声的引导下,羊膜腔穿刺术相关并发症的发生率非常低,大部分医院的术后并发症总体发生率一般不超过 1‰。

4. 羊膜腔穿刺术是怎样操作的？

在超声引导下，寻找羊水最多的区域，确保穿刺针不伤及胎儿。用穿刺针通过孕妇腹部穿刺进入子宫羊膜腔内，不能从孕妇脐部穿刺。拔出针芯，用空针套上穿刺针头，根据检查的项目抽取羊水 20~30ml。

5. 羊膜腔穿刺术需要麻醉吗，会很疼吗？

羊水穿刺的针非常细，大多数孕妇感觉疼痛不明显，跟抽血或打针差不多，所以不需要麻醉。通常也不需要住院，门诊就可以完成穿刺。

在实时超声引导下，羊穿针从腹部的穿刺点进入后，依次进入腹壁、子宫壁，最后到达羊膜腔中。手术过程中，可能会感觉腹部有点紧，或是有刺痛或压迫感，也可能感觉不到任何不适。

6. 术前需要做哪些准备？

手术前 3 天禁同房；手术前一天请洗澡；手术当天务必吃早餐及午餐；手术前 10 分钟排空小便；术前若有其他不适，请告知医生。

7. 术后需要注意什么?

术后用一个手指按压腹部穿刺点 3~5 分钟;术后休息 30~60 分钟无特殊不适,方可回家。外地孕妇可以就地住宿一晚,避免长途颠簸;术后 24 小时内多加休息,不能洗澡;术后 1 周内请尽量减少活动,不能做体力活动及负重,不能增加腹压,如咳嗽、便秘等;术后若有腹痛、腹胀、胎动异常、阴道流血流液、发热等症状,应及时到就近的正规医院产科就诊,术后半月禁同房。

8. 术后多久可以得到结果?

如果是进行羊水胎儿细胞染色体核型检测,因过程繁琐,所需要的时间较长,一般需要 4 周的时间发放报告。如果是进行核酸分子或基因检测,所需时间会因检测项目及医院安排有所不同。

9. 羊水分析得到的正常结果能保证胎儿完全正常吗?

通过羊水分析可以得到胎儿的染色体核型、基因组拷贝数分析、基因检测、生化指标等。即使羊穿结果正常,对于检测范围以外的异常和胎儿结构异常仍无法排除。

侵入性产前诊断之晚孕期脐静脉穿刺术

1. 脐静脉穿刺术是怎么做的?

脐静脉穿刺术是在超声引导下,将细长的穿刺针通过孕妇腹部进入子宫,通过胎儿脐带中的脐静脉抽取少量胎儿的血液,直接对胎儿进行产前诊断的方法。

2. 脐静脉穿刺术在怀孕什么时候做?

通常在怀孕晚期,错过绒毛膜取样术、羊膜腔穿刺术的检查时间,特别是一些需要评价胎儿血型、贫血情况时。一般在怀孕 28 周以后可以进行脐静脉穿刺术。

3. 脐静脉穿刺术对孕妇和胎儿有什么风险?

穿刺点出血是最常见的,但并不严重,其次有胎儿感染、胎血入母血、早产等。术后早产、死胎率约为 1%～2%。

八十八 超声检查的目的是什么？

超声检查可以确定宫内妊娠、核实孕周，了解胎儿发育情况，排除胎儿畸形，以及了解羊水、胎盘和脐带情况。

八十九 什么是胎儿颈部透明层厚度检查？

可在孕 $11\sim13^{+6}$ 周检查胎儿颈部透明层厚度。如果胎儿颈部透明层厚度增宽（一般指≥2.5mm），胎儿异常风险增加，包括染色体异常和结构畸形两个方面的风险都可能增加。胎儿颈部透明层厚度越宽，胎儿异常风险可能越高。但最终也可能是正常的，一定要再行进一步检查。此次检查还要测量胎儿冠-臀长，据此推测实际孕周，冠-臀长（cm）+6.5 约等于实际孕周。

九十 普通胎儿超声能检查出哪些畸形?

普通胎儿超声可以检查出六大致死性畸形,包括无脑儿、严重脑膨出、严重开放性脊柱裂、严重胸腹壁缺损伴内脏外翻、单腔心、致死性软骨发育不良。

九十一 什么是三级胎儿超声?

三级胎儿超声也称胎儿四维彩超,可检查了解胎儿的解剖结构是否有异常,如头颅、颜面部、颈部、胸部、心脏、腹部、脊柱、四肢长骨等重要部位和器官。最佳检查时间为孕20~24周。特别提醒一下孕妈妈:检查系统超声时务必同时检查胎儿的心脏,因为先天性心脏病是最常见的一类畸形,有些心脏畸形治疗起来也很棘手,所以孕期一定要行胎儿心脏超声检查。

九十二 什么是四级胎儿超声?

四级胎儿超声也称针对性超声或诊断性超声,是判断胎儿是否畸形的依据。当胎儿颈部透明层厚度检查或二、三级超声检查有异常时,都需要尽快到产前诊断中心去做针对性超声检查,以明确诊断胎儿是否畸形。

九十三 什么是出生缺陷的三级预防?

出生缺陷的三级预防就是在胎儿出生之后,对新生儿和儿童进行全面的疾病筛查,通过早期筛查,对出生缺陷进行早诊断、早治疗和早康复,使出生缺陷得到治疗和控制,避免或减少致残,提高患儿的生活质量。

中枢神经系统是人体的"司令部",人类的所作所为都是在它的指挥下完成的,由脑和脊髓组成(图34),在中枢神经系统发育过程中,任何一个环节出现异常都将导致胎儿中枢神经系统畸形的发生。中枢神经系统畸形是导致死胎和新生儿死亡最主要的原因之一,迄今为止还没有很好的改善方式,是较常见的先天畸形,约占出生缺陷的 2%。

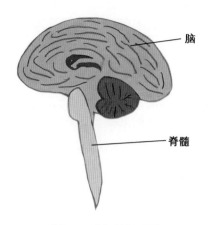

脑

脊髓

图 34 中枢神经系统

九十四 常见的中枢神经系统先天畸形
有哪些？

常见的中枢神经系统先天畸形包括神经管畸形、小头畸形、先天性脑积水等。

九十五 什么是神经管畸形？

神经管是中枢神经系统胚胎时期的原始结构,在孕妈妈肚子里最终会分化为脑和脊髓。神经管畸形（缺陷）就是指神经管在孕期发育过程中出现闭合不全或不闭合引起的头部和脊柱部位的先天性畸形，包括无脑畸形、脑膨出、脊柱裂。

我国神经管畸形高发，发生率约为 0.2%~0.4%，北方高于南方，农村高于城市。约 13% 的神经管畸形患儿死于生后 1 年，存活的神经管畸形患儿多伴有严重的残疾，是严重影响人口质量的先天性畸形。

1. 什么是无脑畸形？

即孩子生下来没有完整的头颅，头颅缺损从顶部开始，头顶部的皮肤和头盖骨都未发育好，大部分大脑也未发育好，坏死脑组织突出颅外（图 35A）。

2. 什么是脑膨出？

孩子一出生其颅骨和硬脑膜有"破口"，脑组织通过这些"破口"向外突出形成包块，可发生在孩子的头顶部、前额部、后部，也可隐藏在头颅的底部，外观可见的脑膨出部位一般有皮肤覆盖，皮肤颜色常异常，可见葡萄酒色斑（图 35B）。

3. 什么是脊柱裂？

脊柱裂是神经管畸形的常见类型，由于椎体有裂口或缺损，根据有无椎管内容物膨出可分为显性脊柱裂和隐性脊柱裂（图 35C）。

显性脊柱裂孩子出生后即可见背部中线位置如颈、胸、腰骶部的突起包块，其中腰骶部为最常见部位，可能伴有双下肢感觉、运动功能障碍、大小便失禁等症状。

隐性脊柱裂背部中线部位可见皮肤有色素沉着、毛细血管瘤、皮肤凹陷、多毛等表现，大多数孩子多无表现，部分孩子可以出现尿失禁和反复尿路感染，另有少部分孩子可能出现神经系统损害的表现。

4. 发现神经管畸形怎么办?

无脑畸形孩子常在出生前就死于妈妈肚子里，虽有少数在出生时存活，但一般在几天内即死亡，没有存活的病例，因此一旦明确，只有"忍痛割爱"终止妊娠;脑膨出和脊柱裂可以通过外科手术治疗,但是需要放射科和神经外科长期随访。

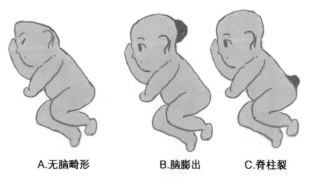

A.无脑畸形　　B.脑膨出　　C.脊柱裂

图35　常见的中枢系统畸形

九十六 什么是小头畸形？

　　小头畸形是指相较同年龄同性别孩子头围减少 2 个标准差以上的先天畸形(图 36)，具体表现为头顶尖、前额小而后倾，可单独只有小头畸形，没有其他的表现，也可伴有大脑发育迟缓、智力低下等，该病的发病率较低。

　　对伴有智力低下、运动差的小头畸形宝宝目前没有行之有效的治疗手段。

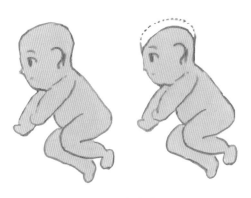

图 36　小头畸形

九十七 什么是先天性脑积水？

我们的脑室和蛛网膜下腔充满着无色透明的液体,这些液体称为脑脊液,平时脑脊液的"产"和"出"处于一种动态平衡中,当平衡被打破,脑脊液产生增多,而出路减少时(脑脊液通路上任何部位发生狭窄、阻塞或吸收障碍),即可发生脑积水,而先天性脑积水常是因为脑脊液"出路"出现狭窄或阻塞所致,我国发病率大约在 0.7%。

1. 先天性脑积水的表现和危害?

先天性脑积水的孩子主要表现为"大头娃娃",随着年龄的增长,头围会越来越大,相比较面部较小,可出现"头大面小",眼球向下呈"落日征"(图 37),脑积水严重的孩子还可以出现头痛、呕吐、抽搐、发育差、智力低下等。

2. 发现先天性脑积水怎么办?

先天性脑积水的孩子可以行手术治疗,但治疗后的长期效果怎么样,目前还没有定论。

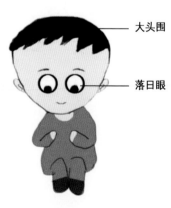

图 37 脑积水

九十八 如何预防中枢神经系统先天畸形？

目前公认的预防措施就是孕前补充叶酸。

九十九 什么是心血管系统先天畸形？

正常人的心脏在结构上是一个四腔的器官,包括左心房、左心室、右心房、右心室,在功能上心脏就像一个"泵",血液在这个"泵"的作用下被运向全身(图 38)。心血管系统先天畸形指的是心脏和与之相连接的大血管结构上发生畸形,又称为先天性心脏病,发病率为 7‰~9‰。我国是先天性心脏病发病率较高的国家,现存先天性心脏病患者约 400 万,每年约有 16 万先天性心脏病的孩子出生,是近年来出生缺陷疾病的首位疾病。

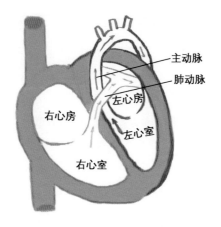

图 38　正常的"四腔"心脏和与之相连接的大血管

常见的先天性心脏病包括哪些?

常见的先天性心脏病主要包括房间隔缺损、室间隔缺损、动脉导管未闭、法洛四联症、心内膜垫缺损等。

什么是房间隔缺损?

正常人的左心房与右心房由房间隔隔开是不相通的,房间隔缺损指的是左心房与右心房之间有孔隙,这个孔隙会让血液从左心房往右心房分流(图39),房间隔缺损占活产婴儿的 0.88‰~1‰,在先天性心脏病中占比为 6%~10%,多见于女孩,可以单独存在也可以合并有其他的心血管畸形。

1. 房间隔缺损的表现和危害?

如果缺损小,一般没有什么表现;但是如果缺损大,孩子会反复感冒,出现呼吸困难、气急、活动受限制等表现,而且随着年龄的增长,这些表现会逐渐加重,严重者可以出现心力衰竭。

2. 发现房间隔缺损怎么办?

部分缺损小的房间隔缺损可以自然闭合,但对于缺损大的房间隔缺损几乎不能自然闭合,需要根据情况行微创介入封堵或者外科手术修补治疗,手术适宜年龄在 2~3 岁以上。

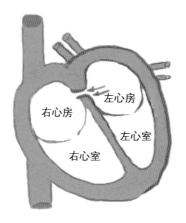

图 39 房间隔缺损

一百零二 什么是室间隔缺损?

四腔心脏的左心室与右心室之间也是由室间隔隔开不相通的,室间隔缺损指的是室间隔出现孔隙,左心室的血流可以通过这个孔隙向右心室分流(图40),室间隔缺损是最常见的先天性心脏畸形,占先天性心脏病的 20%~30%,占活产婴儿的 3‰~3.5‰,室间隔缺损可以单独存在,也可以是复杂心内畸形的组成部分之一。

1. 室间隔缺损的表现和危害?

室间隔缺损小者没有表现,缺损大的孩子,可表现为气促、呼吸困难、多汗、喂养困难、乏力和反复肺部感染等,严重的还可以出现心力衰竭、肺水肿、感染性心内膜炎、肺动脉高压等而威胁生命。

2. 发现室间隔缺损怎么办?

虽然室间隔缺损的危害较大,但是宝妈们也不要担心,大约 20% 的小型室间隔缺损可以在 1 岁之内缩小或愈合,不能自然闭合的也可以根据情况行介入封堵或者手术修补治疗,成功率高,预后良好。

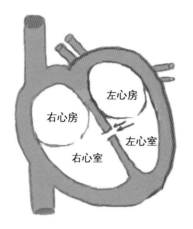

图 40　室间隔缺损

右心房

左心房

右心室

左心室

一百零三　什么是动脉导管未闭?

动脉导管是胎儿时期为了维持正常的血液循环而在肺动脉与主动脉之间存在的一条血流通道,胎儿出生后因肺膨胀,动脉导管就不需要了,可在 3~12 个月内闭合,如果持续不闭合即为动脉导管未闭(图 41),动脉导管未闭的发病率约为 0.5‰,占所有先天性心脏病的 5%~10%,动脉导管未闭可以单独存在,也可以与多种心脏畸形同时出现。

1. 动脉导管未闭的表现和危害有哪些?

出生后主动脉的压力高于肺循环的压力,因此主动脉的血会向肺循环分流,导致肺动脉高压,轻者一般没有表现,重者表现为气急、乏力、生长发育迟缓、易患呼吸道感染,晚期肺动脉高压严重可以出现面色发紫、心力衰竭,甚至危及生命。

2. 发现动脉导管未闭怎么办?

大多数动脉导管未闭可以通过介入封堵得到根治,对于过于粗大的动脉导管未闭只有开胸进行修补。早期介入治疗或手术治疗预后均良好,手术最佳年龄为 1~6 岁,而 1 岁内反复肺炎不能控制的孩子可以提前手术。

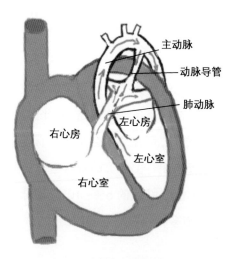

图 41　动脉导管未闭

一百零四 什么是法洛四联症？

法洛四联症顾名思义是一种联合的严重的心血管畸形，其畸形包括 4 种：室间隔缺损、肺动脉狭窄、主动脉骑跨和右心室肥厚（图 42）。每万次分娩中患法洛四联症的新生儿约为 3~6 例，占先天性心脏病的 5%~7%，男女发病率无明显差别。

1. 法洛四联症的表现和危害？

法洛四联症的孩子生长发育较同龄孩子差，平时有面色发紫，呼吸困难，活动耐受差，喜欢做蹲下的动作，剧烈活动后可出现昏迷或抽搐，如果没有手术，90% 的孩子活不到成年。

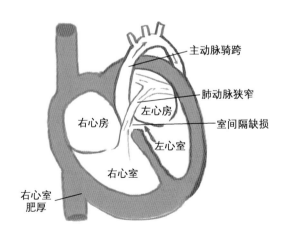

图 42　法洛四联症

2. 发现法洛四联症怎么办?

本病为青紫型先天性心血管病中预后较好的一种,肺动脉狭窄越重,则预后越差。手术年龄根据畸形程度决定,甚至可以在小婴儿时期完成。

一百零五 什么是心内膜垫缺损?

心内膜垫缺损是一种较少见的先天性心血管畸形,又称为房室间隔缺损或房室通道缺损,即分隔心脏四个腔的"十字交叉"出现缺损,该病发病率较低,约占先天性心脏病的 4%。

1. 心内膜垫缺损的表现和危害有哪些?

心内四个心腔相互交通,存在大量左向右分流,右心室和肺动脉压与体心室压相等(图 43),从出生时就有严重的肺动脉高压,并进行性加重,心内膜垫缺损小的患儿可以没有表现,缺损大的患儿会出现大汗、呼吸急促、喂养困难、反复上呼吸道感染、生长发育迟缓、活动量受限及充血性心力衰竭等严重表现,甚至危及生命。

2. 发现心内膜垫缺损怎么办?

心内膜垫缺损患儿可以经外科手术修补治疗,手术风险小,病死率低。

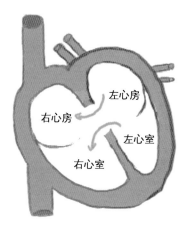

图 43　心内膜垫缺损

 如何预防先天性心血管畸形?

准妈妈在怀孕前全身检查并做好遗传咨询,孕期做好孕期保健,避免病毒感染,避免接触放射线和有害物质,避免服用对胎儿有害的药物,认真做好产检,早期发现心血管畸形。目前的技术部分先天性心脏病可以在胎儿期就进行治疗。

一百零七 什么是消化系统先天畸形?

消化道(图 44)包括口腔、食管、胃、小肠、结肠及肛门的整个结构。消化系统先天畸形指在胎儿期因为某种原因导致从口腔到肛门整个消化道管路的部分发育障碍和畸形。

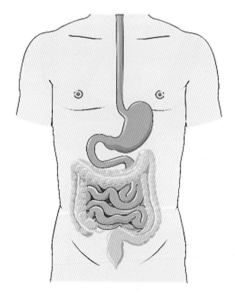

图 44 正常消化道

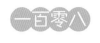

一百零八 常见的消化系统先天畸形有哪些?

常见的消化道先天畸形主要包括食管-气管瘘、先天性肥厚性幽门狭窄、食管裂孔疝、肠旋转不良、先天性巨结肠等。

一百零九 什么是食管-气管瘘?

又称为气管-食管瘘,正常人的食管与气管是独立的管腔,相互之间是不相通的,食管-气管瘘指的是胎儿在发育过程中因为一些因素致食管与气管之间出现瘘管相通(图45)。发病率在新生儿中约为 1∶(2 400~4 500),可以单独存在,也有部分孩子合并有食管闭锁。

1. 食管-气管瘘的表现和危害有哪些?

常伴有母孕期"羊水增多"史,孩子出生后可以表现出唾液增多,新生儿期即表现出喂奶有呛咳,可伴有呼吸困难和面色发青,常出现反复肺炎。

2. 发现了食管-气管瘘怎么办？

食管-气管瘘一经发现，可以行外科手术治疗。

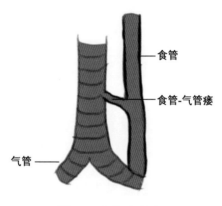

图 45　食管-气管瘘

什么是先天性肥厚性幽门狭窄？

　　幽门是胃的下半部分，是胃的出口并与十二指肠相连接，先天性肥厚性幽门狭窄是由于幽门肌增生肥厚，幽门管狭窄而引起的胃的排出障碍（图 46），是婴幼儿常见的消化道畸形，发病率在 1‰~3‰之间，男女比例约为 5∶1。

1. 先天性肥厚性幽门狭窄的表现和危害有哪些?

主要表现为新生儿在 2~3 周出现呕吐,且呕吐逐渐加重,呈喷射性,孩子可以因为呕吐频发出现脱水和营养不良,其脱水加重可以出现电解质紊乱而危及生命。

2. 发现先天性肥厚性幽门狭窄怎么办?

确诊后纠正脱水情况和营养状态,主要以手术治疗为主,手术方法简单且成功率高,效果良好。

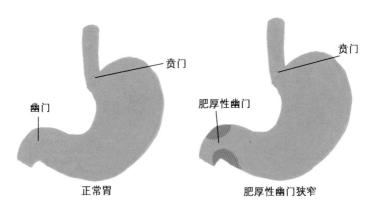

图 46　先天性肥厚性幽门狭窄

一百一十一 什么是食管裂孔疝？

正常人的上消化道从口经食管到达胃是需要穿过胸腔到达腹腔，在胸腔和腹腔之间有横膈相隔开，横膈有一个食管裂孔，大小刚好可以容纳食管从中穿过，而食管裂孔疝通常是由于食管裂孔变大，导致胃等腹腔脏器往上挤入胸腔（图47）。

1. 食管裂孔疝的表现和危害有哪些？

食管裂孔疝较小时一般没有症状，裂孔疝较大时可以出现呕吐、胃食管反流，由于反流还可以引起呼吸道炎症，反复发作，并因经常呕吐，造成宝宝营养摄入不足，可以出现生长发育迟缓。

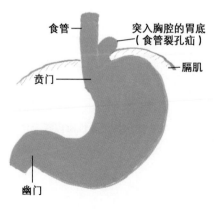

图 47　食管裂孔疝

2. 发现食管裂孔疝怎么办?

1~2岁以内婴幼儿病情较轻或仅有单纯食管反流,可以非手术治疗,如将孩子置于60°~90°半卧位,少量多次稠食等,凡症状明显者均应进行手术治疗。

一百一十二 什么是先天性肠旋转不良?

先天性肠旋转不良是指在胎儿期肠道发育时以肠系膜上动脉为轴心的旋转运动发生障碍,使肠管位置发生变异和肠系膜的不固定,引起肠管之间的冲突及相互压迫,进而导致肠梗阻(图48)。本病是较常见的先天性疾病,文献报道发生率约为1:600,男性多于女性。

1. 先天性肠旋转不良的表现和危害有哪些?

有不少先天性肠旋转不良患儿没有任何症状,直至突然因肠扭转出现梗阻而产生剧烈腹痛、恶心、呕吐、呕血、便血、脱水及休克症状,进而危及生命。

2. 发现先天性肠旋转不良怎么办?

凡诊断为肠旋转不良引起的肠梗阻均应立即手术治疗。

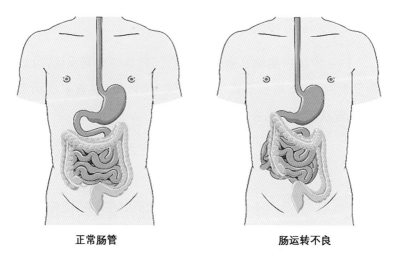

正常肠管   肠运转不良

图 48　先天性肠旋转不良

一百一十三　什么是先天性巨结肠?

先天性巨结肠是一种结肠上的神经节细胞发育缺陷导致的结肠蠕动异常,粪便瘀滞,肠管肥厚、扩张,是引起新生儿消化道梗阻的常见原因(图 49),发病率约为 1∶5 000,男女发病之比为 4∶1。

1. 先天性巨结肠的表现和危害有哪些?

在新生儿期即表现为不排胎便或胎便排出延迟;婴儿期可表现为便秘、便秘呈进行性加重,伴腹胀,部分患儿呈"蛙腹";幼儿期患儿腹围明显大于胸围,可以出现呕吐、营养不良和发育迟缓,伴肠梗阻时可以出现频繁呕吐和腹胀加重,严重者可以出现肠穿孔而危及生命。

2. 发现先天性巨结肠怎么办?

可暂采用非手术疗法,口服缓泻药、使用开塞露、扩肛、灌肠等避免粪便在结肠内淤积。若以上方法治疗无效,应手术切除神经节细胞发育异常的结肠为根治治疗。目前多主张早期进行手术根治治疗,3kg 以上的宝宝如果一般情况良好即可进行根治手术治疗。

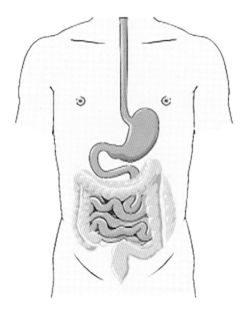

图 49　先天性巨结肠

一百一十四 如何预防消化系统先天畸形?

准妈妈在孕期尤其是孕早期要保持心情愉快,营养均衡,避免吸烟、饮酒,避免"感冒",避免接触有毒的物质和放射性物质等,并做好孕期保健。

一百一十五 什么是呼吸系统先天畸形?

呼吸系统先天畸形是指一种气道、肺实质和肺血管发育异常的先天性疾病,部分孩子出生就有表现,部分是生后随着活动能力的增加而逐渐显现,尚有少部分是隐匿在反复的咳嗽和喘息中,按照常规的疗效不好甚至加重。随着气道三维重建和支气管镜检查的发展,越来越多的呼吸道先天畸形被认识。

一百一十六 常见的呼吸系统先天畸形有哪些?

常见的呼吸系统先天畸形主要包括先天性喉软骨软化、

先天性喉蹼、先天性气管狭窄、完全性气管环、先天性肺囊肿等。

一百一十七 什么是先天性喉软骨软化？

先天性喉软骨软化也称先天性喉鸣，是因先天性喉部发育不良，喉部组织软化松弛，吸气时喉部组织塌陷，喉腔变小而发出震颤声、咝咝声（图 50）。一般男性发病多于女性，男女比例为 2∶1。

1. 先天性喉软骨软化的表现和危害有哪些？

先天性喉软骨软化婴儿刚出生时没有表现，在 1 个月大时可以出现"hou-hou"的喉喘鸣声音，时轻时重，轻者受惊或哭闹时症状明显，安静或入睡后症状可缓解或消失；严重的宝宝喘鸣音为持续性，并可以伴有呼吸困难和反复肺部感染，一般不伴有声音嘶哑。

2. 发现先天性喉软骨软化怎么办？

先天性喉软骨软化的婴儿建议去专科医院进行观察和评估，大多数孩子在 12~24 月龄可以自然缓解，只有极少数重度者需要手术矫形治疗。

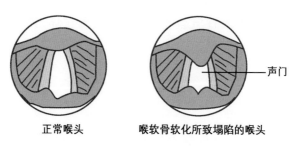

正常喉头　　　　喉软骨软化所致塌陷的喉头

声门

图 50　先天性喉软骨软化

一百一十八　什么是先天性喉蹼？

先天性喉蹼的发生率低，指新生儿生后喉腔内即有一膜状物称为喉蹼（图 51），喉蹼大者可以占据喉腔大部分，占喉部畸形的 5%。

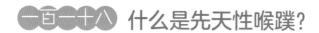

主要表现与该喉蹼大小有关：喉蹼小的宝宝一般没有表现；范围较大的可以表现为出生后无哭声或声音嘶哑、呼吸困难、先天性的喉喘鸣，严重的可引起新生儿窒息，甚至死亡。

2. 发现先天性喉蹼怎么办？

喉蹼不大又无明显症状者可以不予以治疗，对有呼吸困难和声音嘶哑的宝宝可以通过外科激光切除治疗，但其治疗困难，易复发，多遗留发音不良。

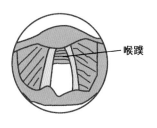

图 51　喉蹼

一百一十九　什么是先天性气管狭窄？

先天性气管狭窄是一种严重的可以威胁孩子生命的呼吸道畸形(图 52)，气道在发育过程中任何障碍和停顿均可以造成气道的狭窄，其发生率为 1∶4 000。

1. 先天性气管狭窄的表现和危害有哪些？

根据气管狭窄的严重程度，大多数宝宝在婴儿早期即出现反复的喘鸣和呼吸困难，严重的可以伴发呼吸暂停、发绀，甚至死亡。

2. 发现先天性气管狭窄怎么办？

随着呼吸介入技术的发展，本病的生存率从 20% 提升至 77%，但是致死率仍然很高，尤其是合并有复杂先天性心脏病且年龄在 1 个月之内的小婴儿。一旦发现先天性气管狭窄，可以行外科手术治疗,但术后并发症较多,需要密切观察宝宝的病情变化。

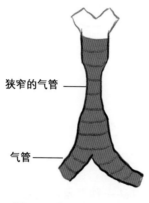

狭窄的气管 ——

气管 ——

图 52　先天性气管狭窄

一百二十　什么是完全性气管环畸形?

正常人的气管均由前壁呈"C"型的软骨和后壁呈"-"型的膜部肌肉组成,而完全性气管环畸形即指气管的某段或全段"C"型软骨完全被"O"型软骨取代(图 53),正常膜部消失的一种先天性气道畸形。

1. 完全性气管环畸形的表现和危害有哪些?

该畸形造成宝宝呼吸道狭窄,严重的在新生儿期和婴儿

期可以表现为呼吸困难,甚至危及生命,其他主要表现为1
岁之内反复的喘息,呼吸道感染后可以出现加重,甚至呼吸
困难。

2. 发现完全性气管环畸形怎么办?

该病只有通过外科手术根治,但有时可缓解,随着年龄的
增长,气管腔可以渐渐扩大,若呼吸不受影响,则不一定需要
外科手术。

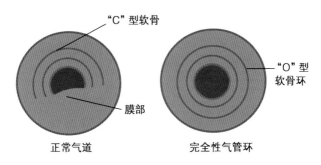

图 53　完全性气管环畸形

一百二十一　什么是气管、支气管软化症?

气管、支气管软化症指支撑气管和支气管的软骨发育异
常,导致气管、支气管软化而致气管塌陷狭窄(图 54),发病率

约为 1：（1 500~2 500）。

1. 气管、支气管软化症的表现和危害有哪些？

其表现常出现在生后 2 个月，反复吼喘，顽固性的咳嗽，咳嗽有时呈"金属样"高音调，并伴有反复呼吸道的感染等，严重者可以造成致死性的缺氧窒息。

2. 发现气管、支气管软化症怎么办？

该病预后良好，随着气道的生长，症状在 1~2 岁左右好转，可不做特殊处理，在伴发呼吸道感染时积极控制感染即可；但重度可危及生命时，需使用呼吸机帮助宝宝呼吸以渡过难关。

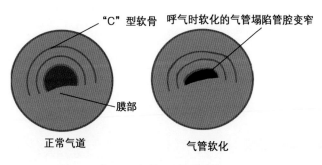

图 54　气管、支气管软化

一百二十二 什么是先天性肺囊肿?

先天性肺囊肿是一种较为常见的肺发育异常,是胚胎肺芽发育过程中出现异常所致,其肺上可以出现单个或多个囊肿,可以在一个肺叶出现也可以在多个肺叶出现(图55)。

1. 先天性肺囊肿的表现和危害有哪些?

小的囊肿没有任何表现,仅仅在做胸部 X 线或胸部 CT 检查时发现;大的囊肿可以压迫其肺组织、支气管,孩子可出现咳嗽、喘息,也可以合并感染出现发热、胸闷、胸痛、咯血等。重者还可发生胸膜粘连、张力性气囊肿;急危重者可以出现呼吸、心力衰竭而危及生命。

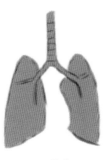
正常肺

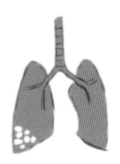
先天性肺囊肿

图 55 先天性肺囊肿

2. 发现先天性肺囊肿怎么办？

对大的先天性肺囊肿主要以手术切除为主,手术成功率高,预后良好。

一百二十三 如何预防呼吸系统先天畸形?

如同预防消化系统先天畸形疾病一样,对预防呼吸系统畸形而言,准妈妈孕期,尤其是孕前期要注意预防病毒感染,避免一切损害,认真做好孕期的保健工作。

一百二十四 什么是泌尿生殖系统先天畸形?

泌尿生殖系统先天畸形在儿童身体各部位畸形中发病率较高,主要是由于胚胎期的发育异常或某些遗传因素,使得泌尿生殖系统各器官发生畸形。泌尿生殖系统中可多种畸形同时并存,也可以和其他系统畸形共存。

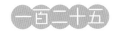 常见的泌尿生殖系统先天畸形有哪些?

常见的泌尿生殖系统先天畸形包括肾缺如 / 发育不全、多囊肾、先天性肾积水、睾丸未降 / 隐睾、鞘膜积液、尿道下裂、外生殖器性别不明等。泌尿生殖系统畸形中有一部分需外科手术治疗,但非手术的内科治疗也同样占有重要地位。具体治疗方案应根据畸形的不同以及器官的功能状况进行综合性的判断。

一百二十六 什么是肾缺如 / 发育不全?

肾缺如 / 发育不全是指肾脏发育不全或完全缺失,可以是单侧也可以是双侧(图 56)。临床上常分为单肾发育不全、双侧肾发育不全、单侧或者双侧肾缺如。其中,先天性单肾缺如发病率约为 1∶(450~1 800),男孩多于女孩。

1. 肾缺如 / 发育不全的表现和危害有哪些?

单侧肾不发育的患儿一般无症状,其主要危险在于孤立肾病变或受到外伤后。

2. 发现肾缺如 / 发育不全怎么办?

一般不需要特殊治疗;如果需要肾切除手术,必须要查明对侧肾的情况,孤立肾手术时应尽可能保留有功能的肾单位。

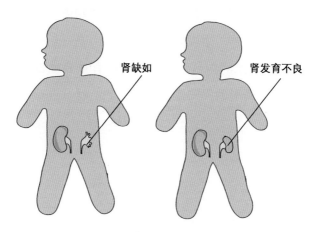

图 56 肾缺如 / 发育不全

一百二十七 什么是多囊肾?

多囊肾是指肾脏上长了很多个囊肿(水疱),常伴有多囊肝(图 57)。该病可以是先天遗传性的,也可以是后天性的。其中,遗传性的可以是常染色体隐性遗传,也可以是常染色体显性遗传。

1. 多囊肾的表现和危害有哪些?

多囊肾患者大部分早期没有任何症状,甚至部分患者终身都无症状,也有部分患者随着时间的推移,可出现肾脏增大和功能丧失。

2. 发现多囊肾怎么办?

多囊肾主要是处理并发症,如高血压、充血性心力衰竭、肾衰竭等,如果出现肾衰竭则行血液净化替代治疗至肾移植。

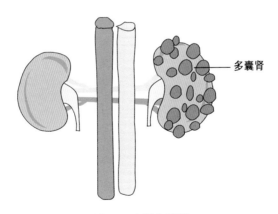

多囊肾

图 57　左肾多囊肾

一百二十八 什么是先天性肾积水？

先天性肾积水是指多种原因引起肾或肾盂处尿液潴留而形成积水(图 58)。常见肾积水原因有输尿管狭窄、输尿管高位开口、输尿管扭曲等。

1. 先天性肾积水的表现和危害有哪些？

先天性肾积水早期多无特殊症状,梗阻严重者可出现腹部包块、腰腹部间歇性疼痛、血尿、尿路感染、高血压、多尿多饮、尿毒症及肾破裂等。

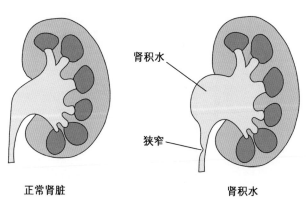

肾积水

狭窄

正常肾脏　　　　　　　肾积水

图 58　肾积水

2. 发现先天性肾积水怎么办?

胎儿期发现的肾积水如不合并羊水量少,可于出生后1~3 周行 B 超复查,部分患儿出生后可能恢复。对于肾积水患儿的治疗应积极去除病因,轻度肾积水可观察随访,需要手术者手术方式取决于病因的性质。

一百二十九 什么是隐睾?

隐睾包括睾丸下降不全及睾丸异位,是指睾丸未下降至阴囊内,可为单侧,也可为双侧,以右侧睾丸未降较为常见。未降的睾丸大部分停留在腹股沟管,部分婴儿出生后可逐渐降至阴囊内,但 6 个月后自行下降的少。

1. 隐睾的表现和危害有哪些?

睾丸未降侧阴囊小,不能触及睾丸,隐睾可导致生殖细胞受损引起不育症。

2. 发现隐睾怎么办?

隐睾的治疗可分为内分泌治疗及手术治疗,内分泌治疗失败的需于 1 周岁左右手术治疗,并发 "疝" 或睾丸异位的也需手术治疗。

一百三十 什么是鞘膜积液?

鞘膜积液是指鞘膜腔内积聚的液体超过正常量而形成的囊肿,多为单侧。少量积液可无症状;当积液量逐渐增多时,患侧阴囊可有下坠感、牵拉感或胀痛。

1. 鞘膜积液的表现和危害有哪些?

鞘膜积液以一侧多见,阴囊内有囊性肿块,呈无痛性逐渐增大;少量积液时可无症状;大量积液时可有胀痛、牵拉感;积液巨大的可影响排尿及行走。

2. 发现鞘膜积液怎么办?

鞘膜积液的治疗以手术为主,但新生儿和小婴儿有自愈的可能,需随访至 1 岁后决定。

一百三十一 什么是尿道下裂?

尿道下裂是发生在男孩的一种先天性尿道发育异常,主要表现为尿道开口异常,其开口常位于阴茎腹侧。尿道下裂是小儿泌尿生殖系统最多见的畸形之一,发病率约为

1:（125~250），其发生与环境、内分泌、染色体及基因等因素相关。

1. 尿道下裂的表现和危害有哪些？

新生儿和婴幼儿几乎没有任何症状，青少年、成人常诉尿线弯曲，尿呈喷雾状，部分类型需蹲下排尿，常引起不育。尿道下裂常并发睾丸下降不全，需仔细检查阴囊内是否有睾丸。

2. 发现尿道下裂怎么办？

尿道下裂因有阴茎下弯及尿道口位置异常，常不能站立排尿，需手术治疗矫正，且手术应于学龄前完成。

一百三十二 血液病都会遗传吗？

血液病不都是遗传病，血液病有多种类型，其中有一些疾病类型是会遗传的，比如蚕豆病、血友病、地中海贫血等；而白血病、淋巴瘤、再生障碍性贫血、缺铁性贫血等不会遗传，不是遗传病。因此，并不是所有的血液病都会遗传。

一百三十三 常见的遗传性血液病有哪些？

常见的遗传性血液病主要有蚕豆病、血友病、地中海贫血、遗传性球形红细胞增多症、范科尼贫血等。

一百三十四 什么是蚕豆病？

蚕豆病是指小儿身体内缺乏 6- 磷酸葡萄糖脱氢酶（G-6-PD）引起的疾病，进食蚕豆或服用某些氧化性药物（如解热镇痛药、磺胺等）后引起头晕、厌食、恶心、呕吐、黄疸、茶色尿等现象。该病在我国长江流域及其以南各地区，如广西、广东、海南、云南、四川、贵州、福建等发病率较高，北方地区较为少见。

1. 为什么男孩更容易患蚕豆病？

蚕豆病是一种 X 连锁不完全显性疾病，由于 G-6-PD 的基因突变所致。G-6-PD 基因位于 X 染色体上，由于女性有一对 X 染色体，男性仅有一条 X 染色体，所以男性只要这个 X 染色体上带有致病基因就会发病，而女性两条 X 染色体带有致病基因也会发病。如果女性只有一条 X 染色体带有致病基因则是否发病取决于其 G-6-PD 酶缺乏的程度,可以有临床表现,也可以不发病(携带者,没有症状),因此该病为不完全显性。而带有致病基因的女性所生的男孩,只要 X 染色体带有致病基因,也会发病,所以这种疾病以男性多见。

2. 蚕豆病的表现和危害有哪些?

蚕豆病发作时可以表现为贫血、面色发黄、小便呈茶色,部分宝宝还可以出现发热、精神不好等症状,严重者可以出现急性肾功能损伤而危及生命。

3. 怎样避免蚕豆病的危害?

首先可以通过新生儿足底血筛查明确孩子是否有蚕豆病。如果孩子患有蚕豆病也不用太紧张,注意避免食用蚕豆及蚕豆制品,避免接触蚕豆花粉,避免服用有氧化作用的药物,孩子就会和正常孩子一样健康。

一百三十五 什么是血友病?

血友病是一组遗传性凝血功能异常的出血性疾病,包括血友病 A(Ⅷ因子缺乏)和血友病 B(Ⅸ因子缺乏)。血友病 A 和 B 均为 X 连锁隐性遗传,由女性传递,男性发病,女性

血友病患者极其罕见。男性人群中,血友病 A 的发病率约为
1:5 000,血友病 B 的发病率约为 1:25 000。所有血友病
患者中以血友病 A 较为常见,约占 80%~85%。

1. 血友病的表现和危害有哪些?

血友病主要表现为轻微损伤或手术后过度出血,出血
可发生在全身各部位,如皮肤黏膜、肌肉、关节及消化道等
(图 59)。反复的出血还可能导致关节畸形等一系列并发症。

2. 发现血友病怎么办?

血友病目前是不能治愈的,主要采取预防出血和补充凝
血因子进行替代治疗。患儿通过正规的治疗,可以和正常人
一样生活作息,达到正常人的寿命。

3. 血友病如何预防?

血友病 A 和 B 均为 X 连锁隐性遗传,女性需要两条 X 染
色体上均有致病基因才患病,而男孩仅有一条 X 染色体,因此
更易发病。根据本病的遗传方式,可对患儿的家族成员进行
筛查,确定其他患者和携带者;对家族中的孕妇进行基因检测
和产前诊断以明确胎儿有无血友病;对明确的血友病胎儿可
考虑终止妊娠。对于已经确诊的血友病患儿,需在医师的指
导下接受本病相关知识的培训,熟知关节出血的处理办法,进
行有计划的家庭治疗。

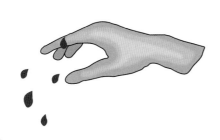
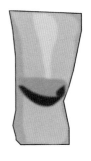

外伤后出血不止　　　　　　　　易发生关节出血

图 59　血友病患儿易发生出血

一百三十六　什么是地中海贫血？

地中海贫血是一种遗传性溶血性贫血，因为最早在地中海地区被发现和报道而得名。该病是由于珠蛋白的基因缺陷导致血红蛋白中的珠蛋白肽链数量减少和缺乏而引起，其中以 α 地中海贫血和 β 地中海贫血较为常见。地中海贫血在我国广东、广西、海南、云南、贵州、四川及香港等地区常见，其发病率可达 10%～14%。

I. 为什么会发生地中海贫血？

正常人血红蛋白中有 4 种珠蛋白肽链，分别是 α、β、γ 及 δ。编码这些珠蛋白肽链的基因发生异常后可造成相应肽链合成异常,使血红蛋白的组分发生异常,导致地中海贫血的发生。地中海贫血的致病基因位于常染色体上,是一种常染色体不完全显性遗传。

β 地中海贫血发病主要为基因的点突变引起,少数由于基因缺失所致。基因缺失和部分点突变可以使 β 链的生成完全受抑制,称为 $β^0$ 地中海贫血;部分点突变则是使 β 链的生成部分受抑制,称为 $β^+$ 地中海贫血。根据 $β^0$ 和 $β^+$ 的不同组合就可以将 β 地中海贫血分为重型、中间型和轻型。

α 地中海贫血的发病则主要为 α 珠蛋白的基因缺失所致,少数是由于基因的点突变引起。由于一对染色体共有 4 个 α 珠蛋白基因(每条染色体各 2 个,基因型:αα/αα),当一条染色体上 2 个 α 基因均缺失或缺陷,导致 α 链合成完全受抑制,称为 $α^0$ 地中海贫血(基因型:--/αα);如果一条染色体上的一个 α 基因缺失或缺陷,则 α 链合成部分受抑制,称为 $α^+$ 地中海贫血。$α^0$ 地中海贫血和 $α^+$ 地中海贫血的基因组合就可以分别产生重型、中间型、轻型和静止型地中海贫血。

2. 地中海贫血的表现和危害有哪些?

不是所有的地中海贫血患儿都有贫血的表现。在 β 地中海贫血患者中,轻型可无症状或轻度贫血;中间型多于幼童期出现症状,表现为中度贫血,脾脏轻度或中度肿大,黄疸可有可无,骨骼改变较轻;重型则表现为面色苍白、肝脾大、发育不良,常需每 4 周左右输注红细胞以纠正严重贫血。

在 α 地中海贫血患者中,静止型和轻型常无症状;中间型出生后逐渐出现贫血、疲乏无力、肝脾大,呼吸道感染或服用氧化性药物时可诱发急性溶血;重型常于胎儿期即流产、死胎或娩出后半小时内死亡。

3. 发现地中海贫血怎么办?

轻型地中海贫血无须治疗,中间型和重型者可采用输血和去铁治疗,异基因造血干细胞移植是目前重型地中海贫血唯一的根治方法。

4. 怎样预防重型地中海贫血宝宝的出生?

地中海贫血的预防重点是防止重型地中海贫血患儿的出生。因此,需做好遗传咨询及婚前指导,采用基因分析法在妊娠早期对重型 β 和 α 地中海贫血胎儿作出诊断并及时终止妊娠。

一百三十七 什么是遗传性球形红细胞增多症?

遗传性球形红细胞增多症是一种先天性红细胞膜骨架蛋白异常引起的遗传性溶血病,发病率约为(20~30)/10 万,但在我国发病率不详。该病多为常染色体显性遗传,少数为常染色体隐性遗传,男女均可患病。

1. 遗传性球形红细胞增多症的表现和危害有哪些?

遗传性球形红细胞增多症主要表现为贫血、黄疸、脾大,外周血中可以见到较多小球形红细胞,贫血呈慢性过程,伴有急性溶血反复发作。轻症和无症状者一般预后较好,不影响生长;起病较晚者因慢性贫血可致发育迟缓;在新生儿或婴儿期起病者因溶血危象发作频繁常预后较差。

2. 发现遗传性球形红细胞增多症怎么办?

脾切除是治疗本病的有效方法。轻症患者可追踪观察病情以决定是否手术,年幼儿因免疫功能未完善,建议 5 岁以后再行手术;重症伴有频发溶血或再障危象的可适当提前,但禁忌在 1 岁内进行。

一百三十八 什么是范科尼贫血?

范科尼贫血是一种先天性再生障碍性贫血,其特点是全血细胞减少,常伴有多发性先天畸形和肿瘤发生的高风险性。

1. 范科尼贫血的表现和危害有哪些?

贫血多为主要表现,男性多于女性,常因出血而引起注意,伴有核细胞和血小板减少。部分有多发畸形,如小头畸形、小眼球、斜视等;约有 3/4 的患儿有骨骼畸形,以桡骨和拇指缺如或畸形多见。无严重畸形的也常有体格矮小、皮肤片状棕色素沉着和咖啡奶油斑、耳郭畸形或耳聋、智力低下、男孩生殖器发育不全等症状。

2. 发现范科尼贫血怎么办?

贫血严重时可以输血治疗,雄激素联合皮质激素治疗也可使血象好转,但停药后易复发。造血干细胞移植是目前公认的唯一根治方法。

3. 范科尼贫血都会遗传吗?

范科尼贫血除部分亚型为 X 连锁隐性遗传和常染色体显性遗传外,其余均为常染色体隐性遗传,染色体数目多无变化。当遗传方式为常染色体隐性遗传时,若父母同时携带致病基因,孩子可能会发病;若父母仅一方携带致病基因,则孩子不发病。

一百三十九 什么是先天性内分泌疾病?

内分泌疾病是由于内分泌器官的结构或功能异常引起(图 60),可能导致孩子智力受损、身材矮小、卵巢提早退化、糖尿病及肥胖等。

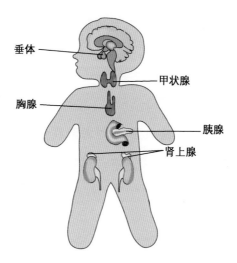

图 60　儿童主要的内分泌器官

一百四十 常见的先天性内分泌疾病有哪些?

常见的先天性内分泌疾病包括先天性甲状腺功能减退症、先天性肾上腺皮质增生症等。

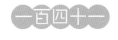 ## 什么是先天性甲状腺功能减退症？

先天性甲状腺功能减退症,也叫先天性甲减,俗称呆小症,是指甲状腺激素生成不足或甲状腺激素受体缺陷所致的先天性疾病。先天性甲状腺功能减退症是常见的智残性出生缺陷,新生儿筛查发病率约为 1：(2 050~5 000)。

1. 先天性甲状腺功能减退症有哪些危害？

先天性甲状腺功能减退症如果出生后未及时治疗,将导致生长发育迟缓和智力低下。孕母怀孕时常感到胎动少、胎儿过期产;新生儿期则表现为面部臃肿、皮肤粗糙、黄疸消退延迟、嗜睡、少哭、吃奶差、体温低、便秘、囟门大、腹胀、脐疝、心率缓慢等(图 61);幼儿期则智力低下和身材矮小。

2. 发现先天性甲状腺功能减退症怎么办？

先天性甲状腺功能减退症治疗容易,疗效佳,主要是服用甲状腺制剂替代治疗。先天性甲状腺功能减退症一旦确诊需立即治疗。甲状腺发育异常引起的需要终身治疗,对怀疑为暂时性的可在治疗一段时间后逐渐减停,并随访甲状腺功能。

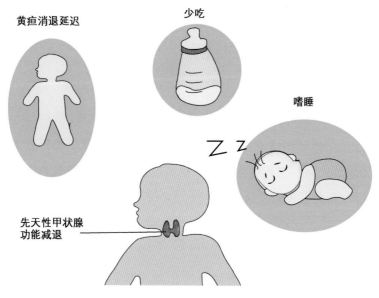

图 61　新生儿甲状腺功能减退症的主要表现

3. 如何预防先天性甲状腺功能减退症的危害?

先天性甲状腺功能减退症容易造成神经系统的严重损害,因此早诊断、早治疗是预防危害的关键。我国于 1995 年已将该病列为新生儿筛查的疾病之一,对于筛查阳性或者临床可疑的患儿,应采血检测甲状腺功能,尽早明确诊断。新生儿确诊后立即开始正规治疗者通常预后良好,出生后 3 个月内开始治疗者预后尚可,6 个月后才开始治疗者虽然可改善生长状况,但智力通常已受到严重损害。

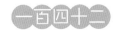 **什么是先天性肾上腺皮质
增生症?**

先天性肾上腺皮质增生症又称肾上腺生殖器综合征,主
要是由于肾上腺皮质激素生物合成过程中所必需的酶存在缺
陷,使皮质激素合成不正常所致(图62)。该病为常染色体隐
性遗传,父母同时携带致病基因时,孩子可能会发病;若父母
仅一方携带致病基因,则孩子不发病。

1. 先天性肾上腺皮质增生症的表现和危害有
哪些?

先天性肾上腺皮质增生症以女孩多见,男女比例约为
1:2。孩子可出现不同程度的肾上腺皮质功能减退,伴有女

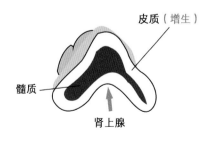

图62　肾上腺结构

孩男性化,而男孩则表现为假性性早熟,还可能伴有低血钠或高血压等多种症候群。

2. 发现先天性肾上腺皮质增生症怎么办?

本病需终身治疗,一经诊断应立即给予治疗,且越早越好。及早开始治疗,可防止两性畸形或男性性早熟的发展,患儿可得以维持正常生活及生长发育。

3. 如何预防先天性肾上腺皮质增生症?

产前可通过绒毛膜活检、羊水检测或基因检测早期诊断;生后2~5天可采足跟血,应用干血滴纸片法进行新生儿筛查。

一百四十三 什么是糖尿病?

糖尿病是一种以血糖升高为主要表现的代谢综合征,主要表现为"三多一少"——多饮、多食、多尿和体重下降(图63)。糖尿病可分为原发性和继发性两类,由于胰岛素的缺乏可引起糖、脂肪、蛋白质代谢紊乱。儿童原发性糖尿病可分为1型糖尿病、2型糖尿病、青年成熟期发病型糖尿病和新生儿糖尿病。

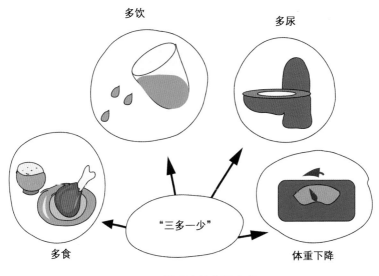

图 63　糖尿病的主要表现

1. 儿童原发性糖尿病的病因有哪些?

1 型糖尿病的确切病因不详,目前认为是在遗传易感基因的基础上受外界环境因素引起。青年成熟期发病型糖尿病则是一种罕见的常染色体显性遗传疾病,可引起胰岛的 β 细胞功能缺陷。新生儿糖尿病是指出生后 6 个月内发生的糖尿病,多为单基因疾病。

2. 哪些孩子需要警惕是否患有糖尿病?

具有"三多一少"表现的;有口渴、消瘦、遗尿症状的;有糖尿病家族史的;或具有不明原因的脱水、酸中毒的均需考虑本病的可能性,尽早明确诊断,避免漏诊。

一百四十四 什么是眼、耳、面、颈先天畸形?

眼、耳、面、颈先天畸形是由于在胚胎期头面部发育的过程中受到基因突变、环境或感染等因素的影响引起的。

一百四十五 常见的眼、耳、面、颈先天畸形有哪些?

常见的眼、耳、面、颈先天畸形,主要包括无眼畸形、小眼畸形、先天性白内障、先天性无晶状体、原发性先天性青光眼、副耳、先天性小耳及外耳道闭锁、唇腭裂、先天性斜颈等。

一百四十六 什么是先天性白内障?

白内障即晶状体浑浊,先天性白内障是指在出生时就有晶状体的混浊,主要是由于胎儿发育障碍或母体的全身疾病所致(图64),新生儿中患病率约为0.5%。该病可为家族性,也可散发;可为单眼,也可为双眼。先天性白内障是儿童常见的眼病之一,占失明儿童的 22%~30%,已成为儿童失明的第二位原因。先天性白内障病因可分为遗传性或环境因素影响,其中遗传性者通常为常染色体显性遗传,多有阳性家族史。

1. 先天性白内障的表现和危害有哪些?

患儿瞳孔内浑浊或有白色斑点,新生儿表现为不能注视,对光线的刺激没有反应,眼睛不能随光线走,可导致婴幼儿失明或弱视,是一组严重的致盲性疾病。

2. 发现先天性白内障怎么办?

该病治疗以手术治疗、屈光矫正及视力训练为主。手术治疗应早期进行,出生后 4 个月内治疗效果好,6 个月后治疗效果很差。

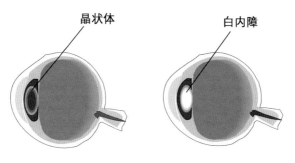

图 64　白内障

一百四十七 什么是原发性先天性青光眼?

原发性先天性青光眼是由于房角的发育异常导致房水流出受阻引起。该病是儿童主要的不可逆性致盲性眼病,我国患病率约为(0.2~0.35):10 000。

1. 原发性先天性青光眼的表现有哪些?

原发性先天性青光眼主要表现为新生儿和婴幼儿时期(多数小于6个月)眼部出现畏光、流泪、角膜水肿、眼球扩大及视盘凹陷的症状和体征。

2. 原发性先天性青光眼会遗传吗?

原发性先天性青光眼多为常染色体隐性遗传,需父母双方均携带致病基因方可致病;但也有部分为常染色体显性遗传,仅携带一个致病基因也可能致病。

3. 原发性先天性青光眼如何治疗?

原发性先天性青光眼的治疗主要是手术治疗辅以药物治疗。患儿一旦疑有该病,暂时先行药物治疗直至可行麻醉下检查或手术。眼压控制良好的患者可能会保留一定的视功能;眼压控制不佳的,视功能逐渐丧失而最终致盲。

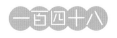

什么是先天性小耳及外耳道闭锁

小耳是指耳郭畸形,为第一和第二鳃弓发育异常所致,患儿耳郭较正常小或畸形。外耳道闭锁可分为轻、中、重度,轻度外耳道发育不良,中、重度则外耳道完全缺乏。正常耳郭及外耳道见图 65。

1. 先天性小耳及外耳道闭锁有些什么危害?

先天性小耳及外耳道闭锁常合并发生,可伴有听骨畸形和内耳功能丧失。根据畸形程度不同,患儿听力功能可为正常、减弱或丧失。

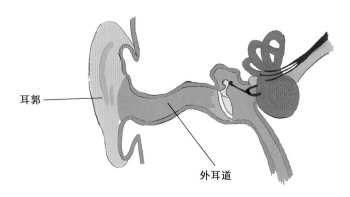

图 65　正常耳郭及外耳道结构

2. 发现先天性小耳及外耳道闭锁怎么办?

单纯小耳不影响听力的可根据患者需要行矫正手术,重度小耳畸形或伴有外耳道闭锁的常有听力的严重受损,可行耳郭或外耳道成形术、人工耳蜗植入术。

一百四十九 什么是先天性耳聋?

先天性耳聋是指出生时或出生后不久就存在听力障碍,多为感音神经性聋。先天性耳聋可分为遗传性和非遗传性两大类。

1. 哪些因素可造成先天性耳聋?

先天性耳聋通常由母体妊娠过程、分娩过程中的异常或遗传因素造成。父母有耳聋的孩子可能患有先天性耳聋,遗传性耳聋可能为常染色体显性遗传、常染色体隐性遗传、X连锁遗传、Y连锁遗传及线粒体遗传;孕期母亲如果使用了如庆大霉素、奎宁等耳毒性药物也可能通过胎盘进入胎儿的体内,造成胎儿听力损害;父母一方若患有性病的,如淋病、梅毒等也可诱发孩子先天性耳聋;母亲分娩时产钳使用不当也可能造成听觉器官损伤,影响听力。

2. 发现先天性耳聋怎么办？

先天性耳聋的治疗主要是恢复或部分恢复已丧失的听力，尽量保存并利用残余的听力。根据患儿的具体情况选用药物、助听器、耳蜗植入器、听觉和语言训练等治疗方式。

一百五十 什么是唇腭裂？

唇腭裂是口腔颌面部最常见的先天性畸形(图 66)，主要是胎儿颜面发育阶段受到药物、病毒、毒品、营养、内分泌及遗传因素影响，导致颜面部发育出现问题。中国人中唇腭裂发病率约为 1.46‰，亚洲地区发病率约为 1.56‰，男性患儿多于女性，男女比例为(1.3~2)：1。

1. 唇腭裂的表现和危害有哪些？

唇裂常在鼻孔的中央直下方，单侧或双侧裂开，唇裂大小不一。唇裂为常见的畸形，可单独发生或与腭裂并存。腭裂不仅有软组织畸形，更主要是有骨组织畸形，患儿存在严重的吸吮、饮食及语言等功能障碍。

2. 发现唇腭裂怎么办？

患有唇腭裂的胎儿可以经过产前检查发现。单纯唇裂或单纯腭裂的均可行手术修补。唇裂最佳手术时间为生后 3 个月,腭裂治疗的最佳时期为生后 12 个月。同时具有唇腭裂的常先修补唇,使牙槽部的裂隙逐渐靠拢,以便后期腭裂修补。唇腭裂治疗目的是恢复上唇正常形态和正常的语言功能。

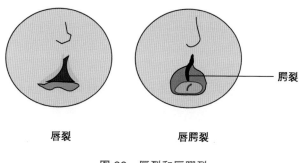

唇裂　　　　　　唇腭裂

图 66　唇裂和唇腭裂

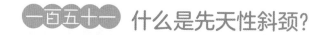 什么是先天性斜颈?

　　先天性斜颈一般指先天性肌性斜颈,出生后由于一侧胸锁乳突肌挛缩造成头朝向一侧倾斜(图 67)。该病真正病因通常认为与胎儿颈部在宫内扭转或宫内体位限制导致胸锁乳突肌缺血水肿,进而纤维化痉挛有关。

1. 先天性斜颈的表现和危害有哪些？

先天性斜颈的主要表现为颈部肿块、斜颈、面部不对称，以及其他并发症等。患儿头向患侧偏斜、下颌转向对侧，生后即可存在，但一般在生后2~3周出现。

2. 发现先天性斜颈怎么办？

该病出生至半周岁的婴儿或2岁以内的轻型患者可选用非手术治疗，如手法按摩、徒手牵引等；严重患儿可采用手术治疗。

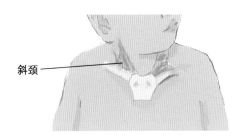

斜颈

图 67　先天性斜颈

一百五十二 什么是肌肉骨骼系统先天性畸形?

肌肉骨骼就像连体儿一样紧紧相连,一方有问题会对另一方造成影响。常见的肌肉骨骼系统先天性畸形主要有多指/趾畸形、先天性髋内翻、进行性肌营养不良、马蹄内翻足、先天性髋关节脱位、脐疝、腹股沟疝等。

一百五十三 什么是多指/趾畸形?

多指/趾畸形又称赘生指/趾,赘生指/趾的形态和结构通常表现为"蒂",也可表现为具有指甲、骨、关节的指/趾,可与其他骨骼畸形同时发生。多指/趾畸形是一种最常见的四肢畸形,由基因突变导致,部分有家族史,其患病特点是男性高于女性,为5∶1,右手高于左手,为2∶1,国内外报道胎儿指/趾数目异常的发生率为(5~19)∶10 000,有明显的种族和地理差异。

1. 多指/趾畸形的表现和危害有哪些?

主要表现为手或脚出现6个或6个以上的指/趾,多指多见于拇指或小指,多趾多见于小趾的内侧或外侧(图68、图69),会影响美观,严重者影响指 / 趾功能。

2. 发现多指 / 趾畸形怎么办?

可手术切除多余的指 / 趾头,最佳手术年龄为1岁,需从功能和美观方面进行全面考虑。

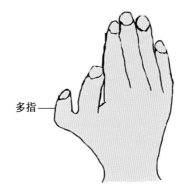

多指

图68 多指畸形

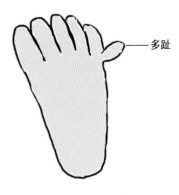

多趾

图69 多趾畸形

一百五十四 什么是先天性髋内翻?

目前认为股骨近端骺发育障碍是引起小儿髋内翻畸形的直接原因。髋内翻是小儿跛行的原因之一。当患儿行走后随着体重增加,股骨颈承受压力增加而发生头干角变小,大粗隆向上移位,内收肌挛缩。

1. 先天性髋内翻的表现和危害有哪些?

单侧病变者表现为患肢短,为典型臀中肌无力步态;双侧病变者呈左右摇摆的鸭步跛行,伴发身材矮小,病变进展有髋部疼痛,出现骨关节炎和严重髋关节功能障碍。

2. 发现先天性髋内翻怎么办?

可手术矫正畸形。小孩可以行走后,应多注意其走路姿势及步态,及时发现问题,及时诊治。

一百五十五 什么是进行性肌营养不良?

进行性肌营养不良(假肥大型)是进行性肌营养不良中最常见的一种亚型,也是最常见的 X 染色体连锁隐性遗传性肌肉变性疾病，主要为男性发病，女性携带者多表现正常，在男性新生儿中的发病率约为 1 : 3 500，而有症状的女性携带者约为 1 : (45 000 ~ 100 000)，我国患儿无显著地域特征。

1. 进行性肌营养不良的表现和危害有哪些？

主要表现为骨骼肌进行性萎缩，肌力逐渐减退，走路晚、慢，容易摔倒，3 岁左右异常步态更明显。假性肌肥大以腓肠肌最为常见（图 70、图 71），10 岁以后逐渐丧失行走能力，出现卧床，最终完全丧失运动功能，多数患儿在青春期前后死于心力衰竭或肺部感染。

2. 发现进行性肌营养不良怎么办？

主要是多学科对症治疗，药物治疗主要采用糖皮质激素，需终身康复治疗。目前最有前景的根治进行性肌营养不良的方法有肌原细胞移植、干细胞移植，但尚未在临床广泛应用。

3. 进行性肌营养不良可以预防吗？

预防本病发生的最积极有效方法是优生优育，包括遗传咨询和产前检出携带者。93.1% 的患儿通过基因检测可以找到遗传学病因，为早期治疗和指导家庭成员的生育奠定基础，有助于改善患儿的生活质量，预防这些家庭再次生育进行性肌营养不良患儿。

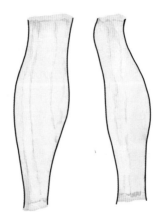

图 70　腓肠肌假性肥大

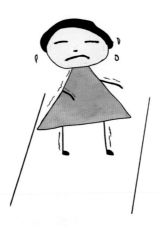

图 71　我有好好吃饭,怎么就没有力气走路

一百五十六 什么是马蹄内翻足?

马蹄内翻足是一种小儿常见的先天畸形,其主要表现为一侧或双侧足出现不同程度的内翻下垂畸形(呈马蹄内翻状),其发病率约为 1∶1000,男孩多见,双侧多发。

1. 马蹄内翻足的表现和危害有哪些?

主要表现为足下垂、内翻、内收。随着小孩的长大,小腿变瘦变细,走路的时候足背先着地,足底向上向内翻,小孩较难站立站稳,足部肌肉发育差,足底筋膜挛缩(图72)。

2. 发现马蹄内翻足怎么办?

轻型患儿可手法扶正。重者需手术矫形治疗。

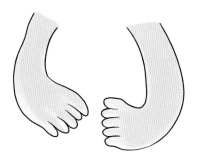

图72 马蹄内翻足

一百五十七 什么是先天性髋关节脱位？

先天性髋关节脱位又称为发育性髋关节脱位，是较常见的一种畸形，如不及时治疗或处理不当，长大后可出现患髋和腰部疼痛，影响体力活动。该病发病率约为 1.1‰~3.8‰，且女孩多见，约占总发病数的 60%~80%。单侧脱位多见，以左侧为主。

1. 先天性髋关节脱位的表现和危害有哪些？

主要表现为步态跛行，双侧发病患儿有"鸭步"左右摇摆、会阴部变宽；单侧发病患儿可有双下肢不等长，大腿纹、臀纹不对称。

2. 发现先天性髋关节脱位怎么办？

越早治疗越好。6 个月以下的小孩治疗比较简单，双下肢保持高度外展位可逐渐复位，多数可治愈。3 岁以内的小孩可采用手法整复，4~7 岁的儿童一般需手术切开复位。

一百五十八 什么是脐疝？

小儿脐疝俗称"气肚脐"，是婴幼儿常见的腹部疾患之一。由于新生儿出生后脐部筋膜环未能正常关闭,两侧腹肌未完全合拢,在脐带脱落后,当宝宝因哭闹过多、咳嗽、腹泻等使腹腔内压增高时,就会引起腹腔内脏(尤其是小肠)连同腹膜一起由脐部逐渐向外顶出,从而形成脐疝(图73)。小孩2岁以后,如还存在有"硬币"大小的脐疝,则需手术干预治疗。

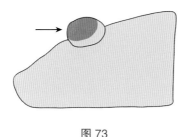

图 73

一百五十九 什么是腹股沟疝?

小儿腹股沟疝俗称"疝气",是最常见的小儿外科疾病之一,其发病原因多与腹膜鞘状突未闭有关,反复哭闹等导致腹压升高的因素也会诱导小儿腹股沟疝的发生,其发生率为0.8%~4.4%,男孩多见。

1. 腹股沟疝的表现和危害有哪些?

典型的表现是在腹股沟区或阴囊处出现可复性肿块,即哭闹时明显,安静下可消退,用手可轻轻按压回去。如果腹股沟疝嵌顿可以表现为频发呕吐,哭闹不安,严重者导致肠梗阻和肠坏死。

2. 发现腹股沟疝怎么办?

该病自愈的可能性较小,一般 6 个月以后可进行手术治疗,但如果出现肿块嵌顿,不能回复者,则应及时就诊,专科医生行手法复位,避免肠管缺血坏死;对于反复嵌顿者应尽早手术解决问题。

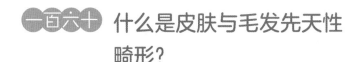 什么是皮肤与毛发先天性畸形?

可能有人会问,皮肤和毛发还会有先天性畸形? 答案是肯定的。有的小孩一出生就可以出现皮肤与毛发的异常,如血管瘤、先天性大疱性表皮松解症、白化病、鱼鳞病、遗传性血管性水肿、肠病性肢端皮炎等。

一百六十一 什么是血管瘤?

血管瘤是胚胎期间的血管组织增生形成,以血管内皮细胞异常增生为特点,发生在皮肤和软组织的良性肿瘤。多见于婴幼儿时期,发生率为 4%~5%。近年来,随着高龄产妇、早产等高危因素的不断增多,婴幼儿血管瘤的发病率在逐年增长。

1. 血管瘤的表现和危害有哪些?

小孩一出生即可看到皮肤呈淡红色或红色,大小不一,见于枕部、面部,甚至是全身任何部位(图74),手指按压红色瘤体处,红色消退,松手后红色恢复。有的可在 4 岁时完全消退,有的伴随终身,甚至瘤体面积增大,影响美观。

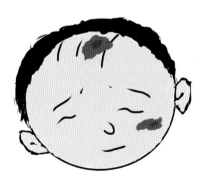

图 74 颜面部血管瘤

2. 发现血管瘤怎么办？

血管瘤可以局部用药和口服药物治疗，亦可予以激光或局部注射为辅助治疗等。注意随访观察，及时治疗，避免造成患儿心理及其他功能影响。

一百六十二 什么是先天性大疱性表皮松解症？

先天性大疱性表皮松解症是一组较常见的遗传性疾病，其特点为皮肤和黏膜轻微外伤后出现水疱。患儿多在出生后或 2 岁以内发病。

1. 先天性大疱性表皮松解症的表现和危害有哪些？

皮肤摩擦的地方如手足、膝、肘、踝和臀部等都可出现大小不等的水疱，甚至血泡、糜烂、结痂和色素沉着，可伴有秃发和继发感染等。指 / 趾瘢痕可影响手足功能，严重的可致残。

2. 发现先天性大疱性表皮松解症怎么办？

目前该病无特效治疗方法，多采用对症治疗，防止严重并发症的发生。

一百六十三 什么是白化病?

白化病又称白斑病、先天性色素缺乏等,多为常染色体隐性遗传病,为先天性色素缺乏病,因先天性酪氨酸酶生成不足、活性缺少或缺乏导致患者体内缺乏或没有黑色素生成,目前与 18 种致病基因有关,白化病遍及全世界,总发病率为 1:(10 000~20 000)。

1. 白化病的表现和危害有哪些?

由于体内缺乏或没有黑色素生成,患儿出生时皮肤呈白色或淡红色,毛发呈白色或淡黄色,瞳孔呈灰色或蓝色,可伴有畏光、眼球震颤及视力下降等(图 75)。

2. 发现白化病怎么办?

目前无有效治疗手段,注意避光和防晒,防止皮肤恶性肿瘤的发生。产前基因检测与胎儿镜结合可提高产前诊断白化病的准确率。

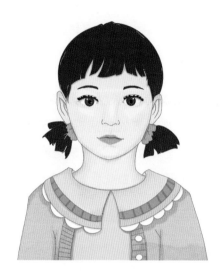

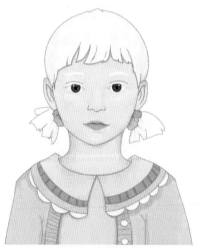

图 75 正常女孩与白化病女孩

一百六十四 什么是鱼鳞病？

鱼鳞病是一组以先天性皮肤角化异常导致皮肤干燥并伴有鳞状脱屑为特征的遗传性皮肤病，临床表现多种多样，但其共同特征都是皮肤局限性或泛发性过度角化异常，严重影响患儿生活质量。寻常鱼鳞病是最常见的鱼鳞病类型，其发病率约为 1 :（300~1 000）。

1. 寻常鱼鳞病的表现和危害有哪些？

常于出生后 1 年内发病，主要表现为皮肤干燥、粗糙，四肢伸侧及躯干部位对称性出现褐色或灰白色片状鳞屑，皮肤鳞屑大小不一，呈方形或多角形，每片中央黏着皮肤，周围边缘隆起呈蝶状，肘膝伸侧更明显，症状冬重夏轻，可同时伴有掌纹深乱、毛囊角化及指 / 趾甲改变等。

2. 发现鱼鳞病怎么办？

主要是对症治疗，注意局部保湿。涂抹一般油膏、外用医学护肤品，继发感染时适当使用抗生素软膏，多吃富含维生素 A 和胡萝卜素的蔬菜及食物。

一百六十五 什么是遗传性血管性水肿？

遗传性血管性水肿是一种常染色体显性遗传病，主要是由位于 11 号染色体 q11-13.1 的基因突变导致 C1 酯酶抑制剂（C1 INH）量的减少和/或功能缺乏，发病率约为 1.5∶100 000，因该病罕见，往往容易忽视。

1. 遗传性血管性水肿的表现和危害有哪些？

常见于儿童或青少年，通常在 30 岁以前发病。表现为皮肤和黏膜下突发水肿，且易反复发作（图 76），但具有自限性，3~5 天可自行缓解，全身任何部位均可出现水肿，其中喉头水肿可导致窒息死亡，致死率可高达 11%~40%。

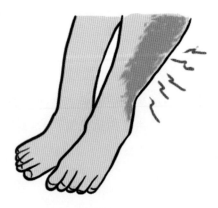

图 76

2. 发现遗传性血管性水肿怎么办?

针对急性发作者主要应用新鲜冰冻血浆,但有争议,同时需对症处理。目前国内主要应用的预防药物是达那唑和氨甲环酸,但由于不良反应,达那唑禁用于儿童、妊娠、哺乳期妇女,而氨甲环酸目前疗效不明确。

一百六十六 什么是肠病性肢端皮炎?

肠病性肢端皮炎是婴幼儿时期常见的常染色体隐性遗传病,又称为 Danbolt-Closs 综合征,是由于基因突变引起肠道锌吸收不好所导致的一种锌代谢异常的遗传性皮肤病,多数患儿有明显的家族遗传病史,近亲结婚发病率高,发病率约为 1∶500 000,较为罕见。

1. 肠病性肢端皮炎的表现和危害有哪些?

该病好发于婴幼儿,平均年龄在 9 个月左右,典型特征是四肢末端及腔口(如口、鼻、眼、肛门)周围皮炎、脱发、反复腹泻。初期表现不典型,容易误诊,小孩常表现为精神差、食欲不好,喜欢睡觉、哭闹,还伴有营养不良、生长发育迟缓。皮疹常是早期表现之一。该病可反复,怀孕时加剧,严重者可出现生长发育迟缓和性成熟障碍,精神受到影响,甚至出现变态人格。

2. 发现肠病性肢端皮炎怎么办？

该病一旦明确诊断，需及时口服补锌治疗，定期监测血锌水平，用药时间较长，严重者甚至需要终身用药。其他治疗包括均衡营养，适当补充维生素，注意皮肤清洁护理，防止继发感染。

3. 肠病性肢端皮炎可以预防吗？

由于该病为常染色体隐性遗传病，家族中有人患病后，应进行家族筛查及产前咨询，避免肠病性肢端皮炎患儿的再次出生。

一百六十七 什么是遗传代谢病？

遗传代谢病是遗传性生化代谢缺陷的总称，机体的生存和活动需要物质不断的代谢更新，而这个过程需要各种酶、受体、载体的参与，由于基因突变，会引起酶、受体、载体等缺陷，机体的生化代谢出现异常，代谢产物在体内大量蓄积，引起一系列临床反应，严重的可致残，甚至危及生命。

一百六十八 常见的遗传代谢病有哪些？

遗传代谢病种类繁多，但都属于单基因遗传病，约 80%
以上为常染色体隐性遗传病，常见的遗传代谢病有苯丙酮尿
症、肝豆状核变性、黏多糖贮积症、糖原贮积症、甲基丙二酸血
症等。

一百六十九 什么是苯丙酮尿症？

苯丙酮尿症是先天性氨基酸代谢障碍中最常见的一
种，由苯丙氨酸羟化酶基因突变导致酶活性降低，苯丙氨酸
及其代谢产物在体内蓄积导致疾病发生，我国患病率约为
1：11 000，表现为南方地区低、北方地区（尤其西北地区）高
的特点。该病是可以治疗的遗传病，被列为中国新生儿筛查
疾病之一。

1. 苯丙酮尿症的表现和危害有哪些？

智力发育落后为本病最突出的表现，其他包括毛发颜色
浅淡，头发由黑变黄，皮肤白，易合并湿疹，可闻到鼠尿臭味
（图77）。

2. 发现苯丙酮尿症怎么办？

一旦确诊，立即治疗。主要给予低苯丙氨酸配方奶治疗，年龄越小，预后越好，长大后食物应以低蛋白、低苯丙氨酸饮食为主，定期监测血苯丙氨酸浓度，浓度过高或过低均可影响生长发育。

3. 如何避免苯丙酮尿症的危害？

可通过新生儿筛查检出，做到早发现、早治疗。

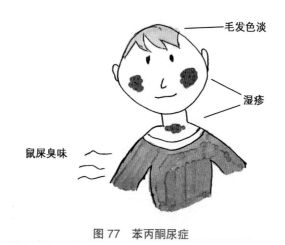

毛发色淡

湿疹

鼠尿臭味

图 77　苯丙酮尿症

一百七十　什么是肝豆状核变性？

肝豆状核变性又称为 Wilson 病，为 *ATP7B* 基因异常，导致铜在体内蓄积,主要累及肝脏、眼睛及神经系统,在世界范围内的发病率约为 1:（30 000~100 000）,致病基因携带者约为 1:90。

1. 肝豆状核变性的表现和危害有哪些?

肝脏损害最常见,有的甚至出现肝硬化才来就诊,晚期眼角膜可出现 K-F 环,神经系统改变多在 10 岁以后才出现,其表现为精细动作困难、手足震颤等,可伴有溶血性贫血、血尿、心理异常等,如果不治疗可出现严重肝脏或神经系统损害,病死率比一般人高 5%~6.1%（图 78、图 79）。

2. 发现肝豆状核变性怎么办?

患儿需终身治疗,越早越好。可口服青霉胺和硫酸锌,但重症者不宜首选锌制剂。低铜饮食:避免食用含铜量高的食物,如肝、贝壳类、蘑菇、蚕豆、豌豆、玉米和巧克力等。

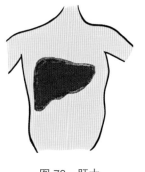

图 78　肝大

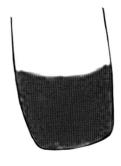

图 79　血尿

一百七十一　什么是黏多糖贮积症?

黏多糖贮积症是因黏多糖降解酶缺乏的一组疾病,导致酸性黏多糖不能完全降解,引起黏多糖积聚在全身各处。

1. 黏多糖贮积症的表现和危害有哪些?

一般 1 岁后出现,主要表现为矮小、面容较丑陋、头大、鼻孔大、唇厚、毛发多而发际线低、颈短等,还伴有智力障碍、骨骼畸形及肝脾大等。

2. 发现黏多糖贮积症怎么办?

进行酶的替代治疗,也可行造血干细胞移植治疗。如有需要生育第二胎的家庭,要做好遗传咨询和产前诊断。

一百七十二　什么是糖原贮积症?

糖原贮积症是指先天性酶缺陷导致糖原生化代谢障碍,引起糖原蓄积在身体各个脏器,多见于肝脏、肌肉、肾脏等。目前根据其所缺陷的酶可分为 12 型,最常见的属 I a 型为葡萄糖-6-磷酸酶基因缺陷所致。

1. 糖原贮积症的表现和危害有哪些?

患儿表现轻重不一,智力多数正常。多有娃娃脸表现,但四肢瘦小,常因为肝大就诊。重者在新生儿期就可出现低血糖、乳酸中毒,婴儿期出现肝大、生长落后、矮小、大便次数多、鼻出血,甚至低血糖惊厥。最突出的长期并发症是进行性肾功能不全和肝腺瘤。

2. 发现糖原贮积症怎么办?

该病治疗原则是保持血糖在正常水平,防止低血糖引起的各种代谢紊乱,延缓并发症的发生。新的治疗方法如肝移植、基因治疗等目前仍在研究中。

3. 糖原贮积症可以预防吗?

可进行遗传咨询和产前诊断,也可生后进行新生儿筛查。

一百七十三 什么是甲基丙二酸血症?

甲基丙二酸血症又称为甲基丙二酸尿症,是先天性有机酸代谢异常中最常见的疾病,是因为甲基丙二酰辅酶 A 变位酶缺陷或其辅酶钴胺素(维生素 B_{12})缺陷所致。我国患病率约为 1：34 000。

1. 甲基丙二酸血症的表现和危害有哪些？

重症者生后 1 周就可发病，起病急，死亡率高。婴幼儿期发病的多以神经系统损害最为严重，尤其是脑损伤，可表现为发育落后、惊厥、喂养困难等，如不能及时诊治，猝死率很高。存活者常遗留癫痫、智力低下等后遗症。4~14 岁发病，甚至成年期起病者，也常伴有多系统损害，如智力落后、认知能力下降等。

2. 发现甲基丙二酸血症怎么办？

治疗原则为减少代谢产物的生成和 / 或加快其排泄。急性期主要以补液、纠正酸中毒为主，长期治疗包括严格控制蛋白质的食用、肌内注射维生素 B_{12} 或口服甲基钴胺素、左旋肉碱促毒物排泄等，目前基因治疗正在研究中。

3. 如何避免甲基丙二酸血症的危害？

进行新生儿筛查，早诊断，早治疗，可明显降低该病的死亡率和致残率。对有生过甲基丙二酸血症的孕母，可在母亲下次妊娠中期时对胎儿进行甲基丙二酸血症的产前诊断。

一百七十四 什么是综合征?

综合征是一组临床征象,不是一个单一病因、单一系统的独立疾病,病变可同时累及两个或两个以上的器官或系统,造成多种多样的临床表现。

一百七十五 常见的综合征有哪些?

常见的出生缺陷综合征包括21-三体综合征、18-三体综合征、马方综合征、先天性卵巢发育不良综合征、先天性睾丸发育不全综合征、迪格奥尔格综合征等。

一百七十六 什么是21-三体综合征?

21-三体综合征又称为唐氏综合征或先天愚型,是人类最早被确定也是最常见的染色体病,细胞遗传学特征是第21号染色体呈三体征,即体细胞内存在一条额外的21号染色体,标准核型为47,XX(或XY),+21(图80)。在活产婴儿中,其

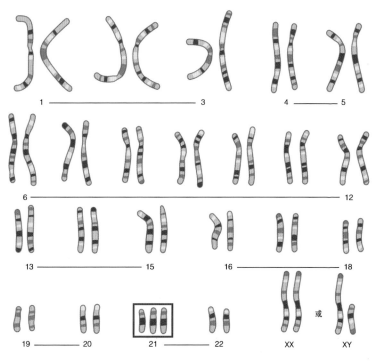

图80 21号染色体呈三体

发生率约为 1 :（ 600~1 000 ），母亲年龄越大发生率越高，尤其是年龄大于 35 岁的孕产妇。

1. 21-三体综合征的表现和危害有哪些?

智能落后是该病最突出、最严重的表现，特殊面容（图 81）:睑裂小、眼距宽、外眦上斜，鼻梁低平、外耳小，硬腭窄小、常将舌头伸出口外,头小而圆,颈短而宽。伴有生长发育迟缓、通贯掌(俗称断掌)、草鞋足(图 82),约 50% 的小孩伴有先天性心脏病,急性淋巴细胞白血病和先天性甲状腺功能减退症的发生率均明显高于正常人。

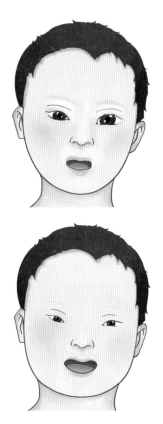

图 81　正常面容与 21-三体综合征的特殊面容

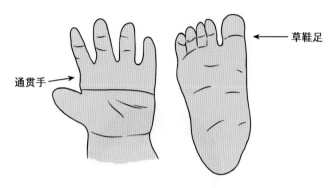

图 82　通贯掌及草鞋足

2. 如何防止 21 - 三体综合征患儿的出生?

由于该病目前尚无有效治疗手段,因此预防措施十分重要。有效的预防措施包括:①孕母外周血血清学筛查,也可行无创产前基因检测;②对于生育过 21-三体综合征患儿的孕妇以及其他高危孕妇(如高龄产妇尤其是年龄≥35 岁),应在孕期行羊水染色体检查,预防唐氏综合征患儿的出生,减轻家庭负担,提高家庭生活质量。

一百七十七　什么是18-三体综合征?

18-三体综合征又称为 Edward 综合征,是第二位常见的常染色体病,标准核型为:47,XX(或 XY),+18(图 83),活产

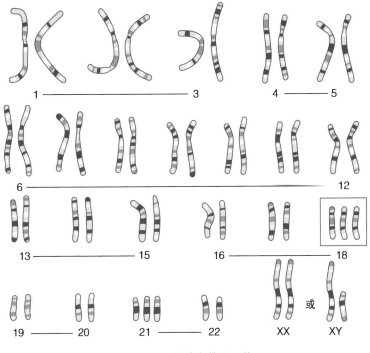

图 83　18 号染色体呈三体

婴儿中患病率约为 1∶6 000，女性多见，女男比例约为 3∶1。患儿生后需要抢救，多在生后几周内死亡，不到 5% 的患儿可以活到 1 岁。

1. 18-三体综合征的表现和危害有哪些？

严重智力障碍。小孩在宫内就有生长发育迟缓，生后哭声很小，体重低，头小，睑裂小，口颌小，乳头小，皮肤松弛，前额及背部毛发多，超过 80% 患有先天性心脏病。外生殖器发育不良,女性可见阴蒂大,男性可见尿道下裂。手有特殊的姿势:手握紧,示指及小指叠压中指及环指。还可伴发其他畸形,如耳郭畸形、胸廓畸形等。

2. 如何防治 18-三体综合征?

目前该病无有效治疗手段。积极进行遗传咨询及产前诊断是目前有效的预防措施。

一百七十八 什么是马方综合征?

马方综合征是一种多系统结缔组织疾病,多为常染色体显性遗传,新生儿发病率约为 1∶10 000,儿童与成人发病率约为 1∶5 000。

1. 马方综合征的表现和危害有哪些?

本综合征临床表现不一,主要累及骨骼、心血管系统和眼等器官组织。身材瘦高、关节松弛、肌肉萎缩和晶状体脱位,最严重且危及生命的并发症是主动脉根部扩张和破裂(图 84)。

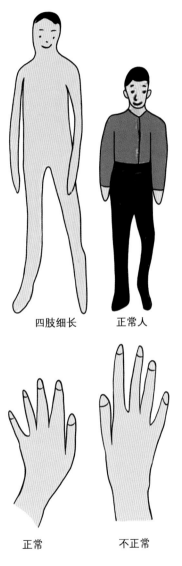

四肢细长　　　　正常人

正常　　　　　　不正常

图 84　身材瘦高

2. 如何防止马方综合征患儿的出生？

该病目前还无法治愈。妈妈在怀孕前或怀孕期间详细咨询优生遗传咨询中心，避免产下基因缺陷的小孩。

一百七十九 什么是先天性卵巢发育不良综合征？

先天性卵巢发育不良综合征又称为特纳综合征，是女性表型的一种性染色体数目和结构异常的疾病，其中一条是 X 染色体完整，另一条性染色体完全或部分缺失(图 85)，临床表现多种多样，在活产女婴中约占 1 :(2 500 ~ 4 000)。

1. 先天性卵巢发育不良综合征的表现和危害有哪些？

刚出生的宝宝可见颈后皮肤过度折叠及手足背出现水肿等。之后因为青春期无性征发育、原发性闭经、身材矮小、躯体畸形、不能生育等就诊，还可伴发甲状腺疾病、糖代谢紊乱等，智力正常或稍低。

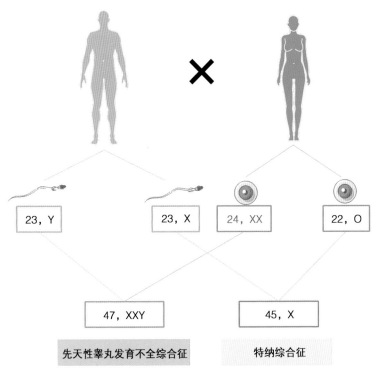

| 23, Y | 23, X | 24, XX | 22, O |

| 47, XXY | 45, X |

先天性睾丸发育不全综合征 | **特纳综合征**

图 85　X 染色体缺失

2. 如何防止先天性卵巢发育不良综合征患儿的出生?

本病是人类唯一能生存的单体综合征。积极进行产前诊断,可采用羊水穿刺、脐带血的核型分析,当缺乏特征性(胎儿期)临床表现时,需警惕嵌合子存在的可能性。

什么是先天性睾丸发育不全综合征？

先天性睾丸发育不全综合征又称为 Klinefelter 综合征，是一种常见的性染色体数目异常的疾病，标准核型为三体型 47，XXY（图 85），由于性染色体异常导致睾丸发育不全和不育，是男性不育的常见原因之一。发病率约为 1：800。

1. 先天性睾丸发育不全综合征的表现和危害有哪些？

男性表型，但有 40% 的患儿乳房女性化，睾丸和阴茎均小、无精子，一般不能生育（偶有例外），身材瘦高。男性特征不明显，无胡须、喉结，皮肤白，患儿血清睾酮低，可并发多种疾病，如恶性肿瘤、自身免疫性疾病、内分泌疾病和精神障碍等，智力在正常范围，但较正常人还是低 10~15 分左右。

2. 发现先天性睾丸发育不全综合征怎么办？

该病一般因青春期没有性特征出现而就诊，也有因婚后不育去检查才发现，如能早期诊断，患儿可 11~12 岁开始进行雄激素疗法。

3. 先天性睾丸发育不全综合征可以预防吗？

可行宫内诊断，发现异常核型胎儿可考虑终止妊娠，以避免不良基因传给下一代。

一百八十一 什么是迪格奥尔格综合征？

迪格奥尔格综合征是一类染色体微缺失综合征，主要特征为先天性甲状旁腺功能减退和胸腺发育不良导致的细胞免疫缺陷，是由于 22 号染色体 q11.2 区域微小缺失导致，目前更广泛地称为 22q11.2 缺失综合征，包括迪格奥尔格综合征和软腭-心-面综合征等拥有相同遗传缺陷的疾病。

1. 迪格奥尔格综合征的表现和危害有哪些？

患儿表现多种多样，有的症状出生时就出现，有的长大到学龄期才出现。患儿多有先天性心脏病，容易反复感染，可见上腭畸形，多数有发育迟缓，并有认知功能和学习障碍，还可伴有其他脏器的畸形，如脑部、眼部、骨骼等。

2. 发现迪格奥尔格综合征怎么办?

目前该病针对病因无有效治疗手段,治疗主要为纠正畸形,如先天性心脏病、腭裂等,其他的采取对症治疗,如发育迟缓早期干预,改善患儿生活质量。

3. 迪格奥尔格综合征可以预防吗?

由于该病为常染色体显性遗传,如果家里有患儿,则需进行遗传咨询,高危孕妇在孕期进行基因、染色体的检测,定期产检,有可能提前发现一些畸形。

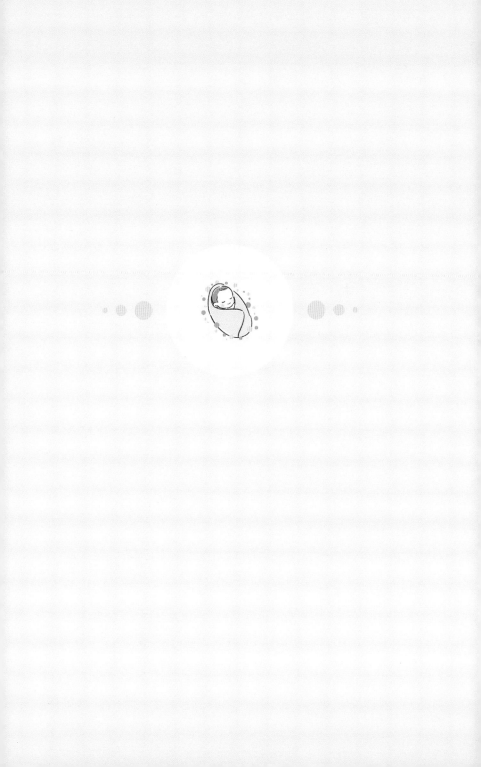

重视预防，守护新生
让每个生命都远离出生缺陷的阴霾